COMPLICITÉ, JEUX ET PASSION: LE GUIDE RÉVOLUTIONNAIRE POUR LES COUPLES

Bienvenue dans un voyage qui va **transcender votre relation**. Ce guide est votre passeport vers une intimité renouvelée, des moments de complicité inoubliables et des nuits d'exploration passionnée.

- Avec notre **questionnaire approfondi**, (re)découvrez votre âme soeur et vos rêves partagés.
- Créez un **album photo rempli de souvenirs** qui cimentent votre lien.
- Relevez notre **challenge de 7 jours** conçu pour intensifier la complicité et injecter de la magie au quotidien.
- Animez vos soirées avec **152 cartes de jeux variés**, oscillant entre douceur et audace, qui promettent des éclats de rire et des frissons d'excitation (on prévient, ça peut être très chaud...).
- Les **citations inspirantes** saupoudrent de sagesse et de poésie vos échanges quotidiens.
- Lorsque les mots s'échappent et que les tensions montent, **notre outil anti-embrouille**, exclusif à notre guide, offre une trêve bienvenue et un chemin vers la compréhension.

Si ce guide a été la clé de votre bonheur conjugal, montrez votre gratitude : un **scan du QR code, un avis sur Amazon** et vous nous aidez à propager ce bonheur aux autres. Votre expérience positive est notre plus belle récompense et le moteur de notre passion.

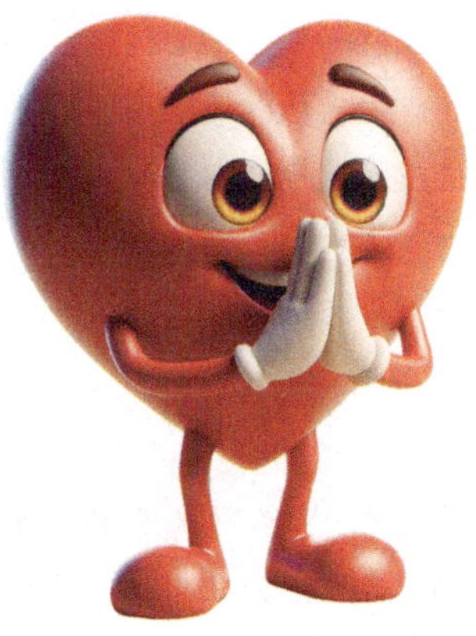

amazon

Prêts à écrire le prochain chapitre de votre histoire à deux ?

DÉCOUVRONS LE

SOMMAIRE

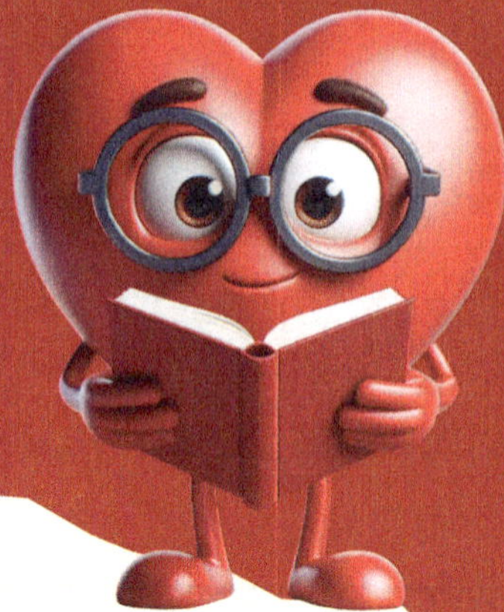

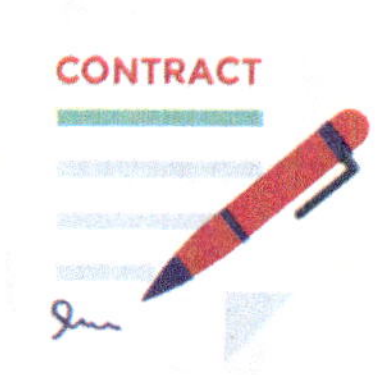

Contrat de complicité

Découvrez le Contrat de Complicité à signer ensemble, le premier pas vers une aventure inoubliable à deux.

Connexion Instantanée

Redécouvrez-vous et partagez un moment de complicité avec nos 30 questions intimes et surprenantes.

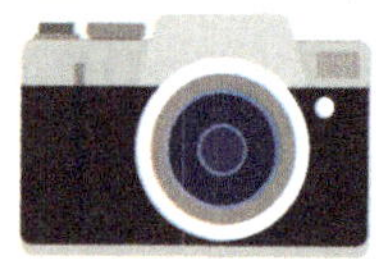

Clic Clac ! Notre Best-of

Capturez et immortalisez vos moments les + précieux dans cette section dédiée à vos souvenirs

Espace Réflexion

un coin pour s'inspirer, remercier et rêver ensemble avec "challenge des 7 jours" spécial complicité, un espace gratitude, citations inspirantes et bien d'autres encore !

Action ou vérité (hot)

un jeu d'action ou vérité (sooo hot..) pour les couples, dévoilant des défis audacieux et des confessions intimes pour enflammer la passion. On prévient, c'est très chaud...

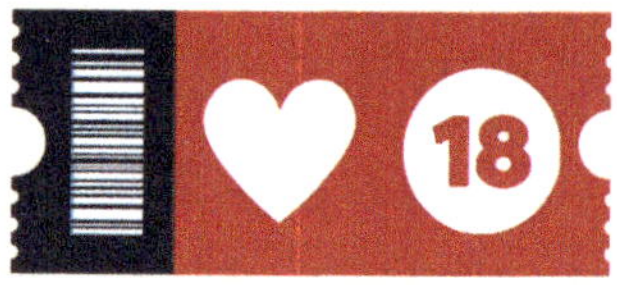

Bons points : Lover & coquins...

des récompenses ludiques à s'offrir mutuellement pour pimenter le quotidien et célébrer les gestes tendres ou séduisants.

+ L'ARME ANTI-EMBROUILLE & BONUS !

Pacte de Plaisir et d'aventure :
Votre contrat de complicité en couple

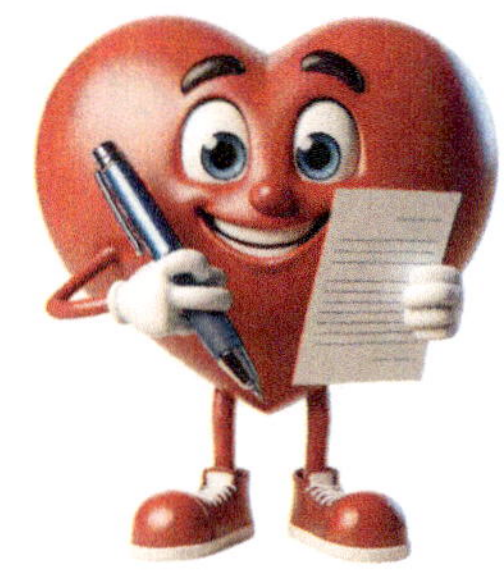

En tant que partenaires dans ce voyage ludique, déclarons ouvrir le livre de notre intimité à un univers de jeux, de défis et de gages. Nous nous engageons à participer avec enthousiasme, en respectant les limites et le consentement de chacun, à chaque activité proposée par ce guide.

Article 1: Respect du Jeu
Nous nous engageons à ne jamais refuser un défi, challenge ou gage proposé par ce livre, sauf en cas de non-consentement de l'un des partenaires.

Article 2: Consentement Mutuel
Nous acceptons que le consentement mutuel soit la pierre angulaire de ce contrat. Aucun défi ou gage ne doit être entrepris sans l'accord éclairé et volontaire de chaque partenaire.

Article 3: Plaisir et Découverte
Nous nous engageons à utiliser ce guide comme un outil de découverte et de plaisir partagé, explorant de nouvelles façons d'enrichir notre complicité.

Article 4: Règles du Jeu
Nous nous soumettons aux règles énoncées dans ce guide, tout en restant conscients que le jeu doit rester agréable et sécuritaire pour les deux parties.

Article 5: Signature et Engagement
En signant ce contrat, nous déclarons notre engagement à vivre cette aventure ludique et sensuelle dans le respect et la joie.

Signature du Partenaire 1:
Date: ______________________

Signature:

Signature du Partenaire 2:
Date: ______________________

Signature:

N'oubliez pas : Ce contrat est un engagement à l'amusement et à la découverte mutuelle. Les rires, les frissons et la complicité sont les seuls témoins requis. Jouez bien, aimez mieux !

Préparation à l'Aventure : Kit de Démarrage

Avant de plonger dans le vif du sujet et de laisser libre cours à votre imagination, la préparation de votre jeu. **À la fin de ce livre**, vous trouverez une **série de 152 cartes à jouer** conçues spécialement pour enrichir vos soirées et moments à deux (ou à plusieurs...).

Les cartes sont les suivantes :

- **72 Cartes Action ou Vérité Cartes Action ou Vérité** (dont 27 à personnaliser) : Attention ce jeu est particulièrement torride pour ne pas dire brûlant... N'oubliez pas de respecter le consentement de chacun.
- **80 Bons Points lover & coquins** (dont 40 à personnaliser) : Des récompenses à s'octroyer mutuellement, pour ces moments où l'un de vous a été particulièrement méritant.

Découvrez **le dé à créer vous-mêmes** ! Il vous permettra de laisser le hasard pimenter vos soirées.

1. **Création** : Munissez-vous d'**une paire de ciseaux, de la colle** et suivez les instructions pour assembler votre dé.
2. **Règles du jeu** : Le/la plus jeune commence par lancer le dé et ensuite, alternez à chaque envie. Que vous cherchiez à ajouter du piquant ou à offrir une attention, le dé décidera pour vous !
3. **Activités** : Que réserve le dé ? Action ou Vérité pour révéler vos désirs secrets, Bons Coquins pour des défis sensuels, ou Bons Lover pour des gestes tendres et romantiques.

Ce moment de préparation fait également partie de l'expérience. Il symbolise l'engagement que vous prenez l'un envers l'autre de vous lancer dans cette **aventure ludique et excitante**. Alors, prenez votre temps, discutez des règles, et une fois que tout est prêt, laissez le jeu commencer.

Connexion Instantanée : L'Art de Se (Re)Découvrir"

Bienvenue dans le coup d'envoi de notre aventure à deux.

Pensez à ce chapitre comme à l'intro d'une série où vous tenez le premier rôle. Avant de nous lancer dans les défis, commençons par un jeu complice pour se mettre en jambes.

1. **Pause introspective** : "Connais-je vraiment l'autre ?" Peut-être croyez-vous tout savoir de votre moitié, mais il reste souvent des surprises à dévoiler.
2. **La Recette du Bonheur** : Les Règles du Jeu
3. **Ambiance douillette** : Installez-vous confortablement, créez une atmosphère relaxante avec une lumière douce et une musique d'ambiance ou profitez du calme.
4. **Le Pacte** : Si ce n'est pas déjà fait, signez le contrat en début de livre. C'est votre engagement dans cette aventure ludique.
5. **L'Apéro** : Prenez votre boisson préférée et portez un toast à ce moment partagé.
6. **Échanges et Révélations** : Posez-vous mutuellement les questions. L'important n'est pas de compter les points, mais d'échanger et de s'amuser.
7. **Sans pression** : Il n'y a pas de timer. Profitez des discussions, des rires et des instants de complicité sans pression ni reproche !...

Après avoir répondu aux 30 questions par **oui ou pas non**, ajoutez vos réponses respectives, comptabilisez vos points (saisir 1 ou 0 suivant la bonne réponse dans l'encadré prévu à cet effet). Celui qui aura le score le plus bas invitera l'autre au restaurant prochainement.

C'est parti pour un moment de découverte mutuelle !

30 QUESTIONS POUR NOUS (RE)DÉCOUVRIR

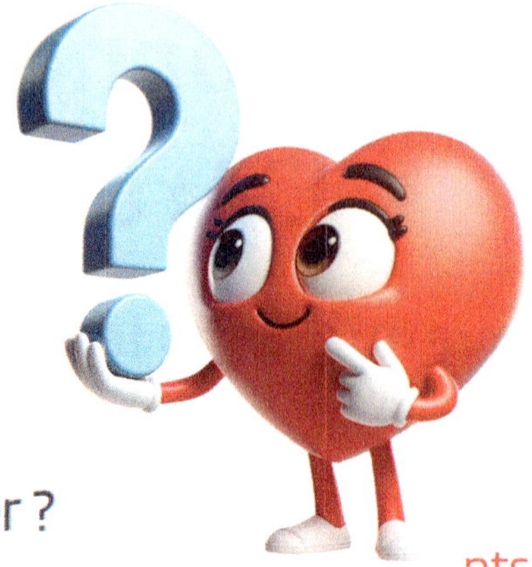

#1: Connais-tu la date de notre premier baiser ?

pts

- ma réponse :
- sa réponse :

#2: Connais-tu ma destination voyage de rêve ?

pts

- ma réponse :
- sa réponse :

#3: Connais-tu ma plus grande peur ?

pts

- ma réponse :
- sa réponse :

#4: Connais-tu mon film préféré ?

pts

- ma réponse :
- sa réponse :

30 QUESTIONS POUR NOUS (RE)DÉCOUVRIR

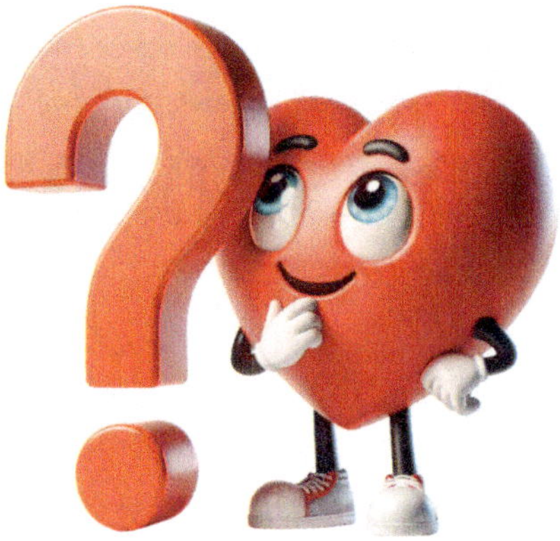

#5: Connais-tu ma série préférée ?

pts

- ma réponse :
- sa réponse :

#6: Connais-tu mon dessert favori ?

pts

- ma réponse :
- sa réponse :

#7: Connais-tu l'activité que j'aime faire seul(e)?

pts

- ma réponse :
- sa réponse :

#8: Connais-tu mon artiste ou groupe préféré ?

pts

- ma réponse :
- sa réponse :

30 QUESTIONS POUR NOUS (RE)DÉCOUVRIR

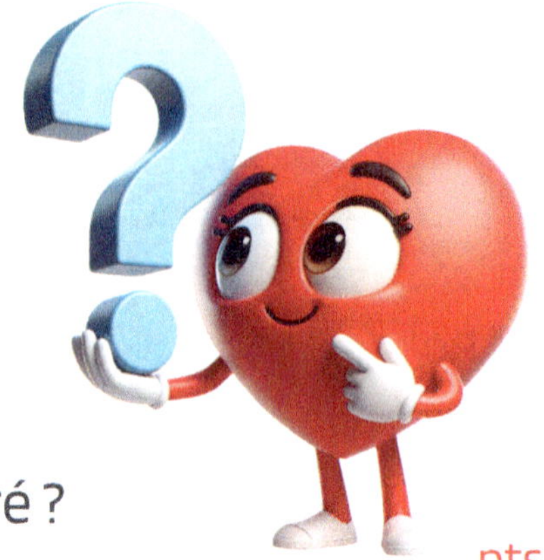

#9: Connais-tu mon apéro ou cocktail préféré ?

pts

- ma réponse :
- sa réponse :

#10: Te souviens-tu de la situation la plus drôle ensemble ?

pts

- ma réponse :
- sa réponse :

#11: Connais-tu notre anecdote préférée à raconter sur nous ?

pts

- ma réponse :
- sa réponse :

#12: Connais-tu ma couleur préférée ?

pts

- ma réponse :
- sa réponse :

30 QUESTIONS POUR NOUS (RE)DÉCOUVRIR

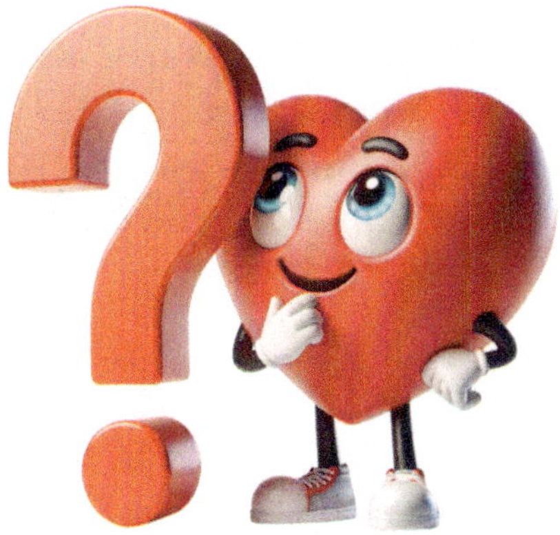

#13: Connais-tu mon plat préféré ?

pts

- ma réponse :
- sa réponse :

#14: Connais-tu mon emoji le plus utilisé ?

pts

- ma réponse :
- sa réponse :

#15: Sais-tu qui est le/la plus susceptible ?

pts

- ma réponse :
- sa réponse :

#16: Connais-tu ma pose photo classique ?

pts

- ma réponse :
- sa réponse :

30 QUESTIONS POUR NOUS (RE)DÉCOUVRIR

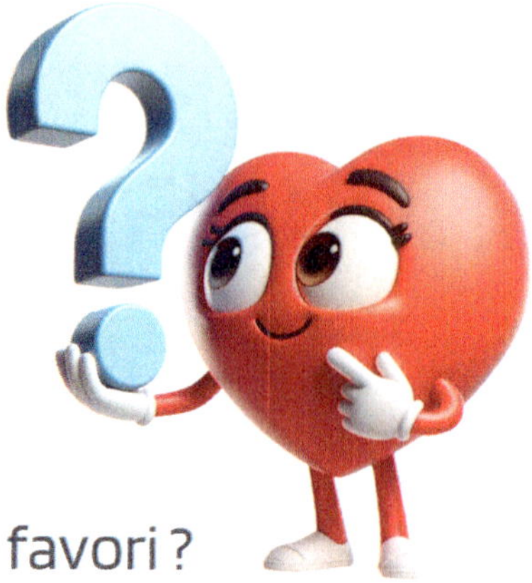

#17: Connais-tu mon jeu de société ou jeu vidéo favori ?

pts

- ma réponse :
- sa réponse :

#18: Sais-tu ce qui me fait le plus rire chez toi ?

pts

- ma réponse :
- sa réponse :

#19: Sais-tu ce qui m'excite le plus chez toi ?

pts

- ma réponse :
- sa réponse :

#20: Sais-tu ce qui m'agace le plus chez toi ?

pts

- ma réponse :
- sa réponse :

30 QUESTIONS POUR NOUS (RE)DÉCOUVRIR

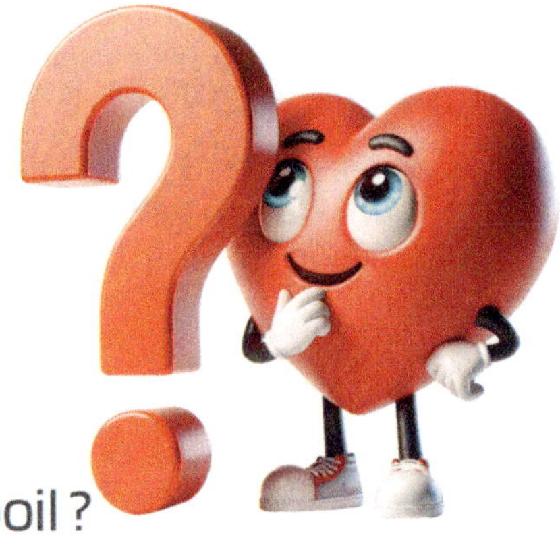

#21: Sais-tu m'imiter quand je suis de mauvais poil ?

pts

- ma réponse :
- sa réponse :

#22: Connais-tu la chose que je regrette le plus ?

pts

- ma réponse :
- sa réponse :

#23: Connais-tu la qualité que je préfère chez moi ?

pts

- ma réponse :
- sa réponse :

#24: Connais-tu ma plus grande source de stress ?

pts

- ma réponse :
- sa réponse :

30 QUESTIONS POUR NOUS (RE)DÉCOUVRIR

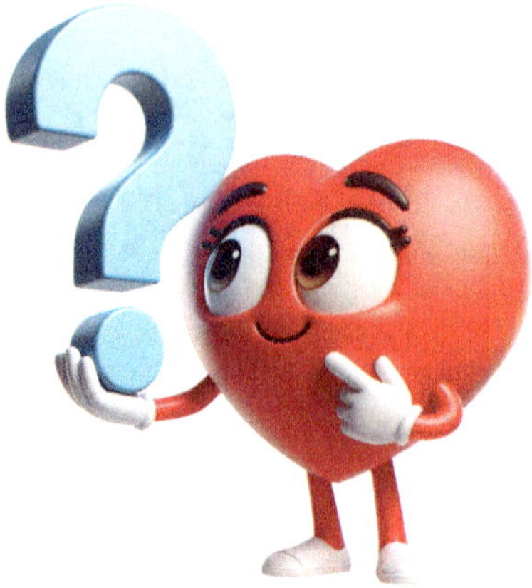

#25: Connais-tu le film qui me fait pleurer ?

pts

- ma réponse :
- sa réponse :

#26: Connais-tu l'imitation que je fais le mieux ?

pts

- ma réponse :
- sa réponse :

#27: Connais-tu ma plus grande bêtise d'enfance ?

pts

- ma réponse :
- sa réponse :

#28: Connais-tu la chose enfantine que je fais encore ?

pts

- ma réponse :
- sa réponse :

#29: Connais-tu mon achat le plus bizarre ?

pts

- ma réponse :
- sa réponse :

#30: Sais-tu qui est la plus langue de pute entre toi et moi ?

pts

- ma réponse :
- sa réponse :

Et voilà, le jeu touche à sa fin ! C'est **l'heure de faire les comptes**. Attrapez votre liste des 30 questions et commencez à **comptabiliser vos points.** Qui a le mieux mémorisé les petits détails ? Qui s'est le plus dévoilé ? Faites vos totaux et découvrez qui connaît l'autre sur le bout des doigts.

____ **Points**

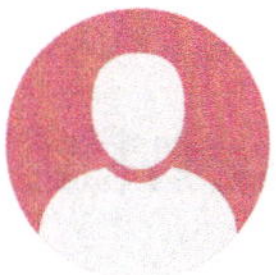

____ **Points**

Ici ________________, j'atteste avoir récolté moins de points. Je m'engage donc à inviter ________________ au restaurant dans les jours à venir.

CLIC CLAC ! LE BEST-OF DE NOUS 2

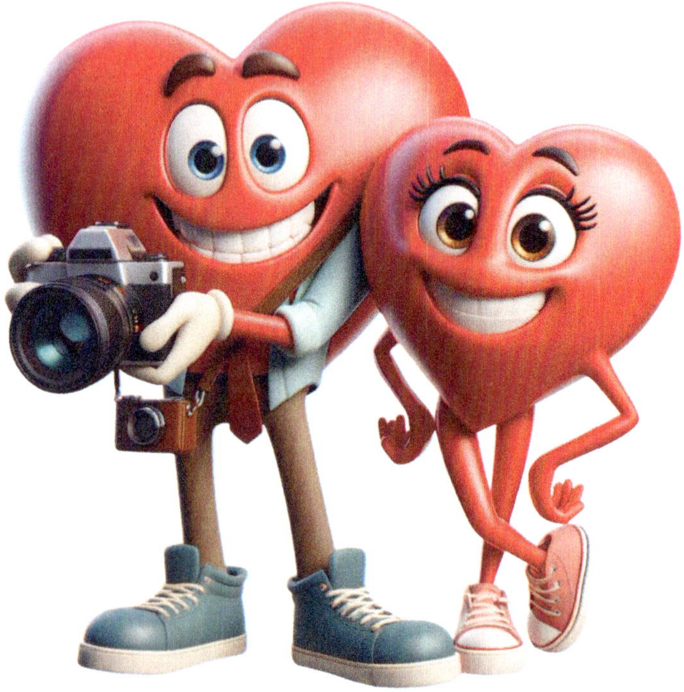

Hop, **oubliez un peu vos smartphones** et leurs milliers de clichés perdus entre deux stories! Ici, on va remettre au goût du jour l'album photo à l'ancienne.

C'est le coin pour **coller, annoter et exposer** les grands hits de votre duo de choc. Ce livre ? Un vrai jukebox de vos **meilleurs moments**, à feuilleter quand le wifi fait des siennes ou juste pour le plaisir de dire "On était jeunes et beaux, hein?".

Allez, à vos marques, prêts ? Souriez ! Voici les instants à chasser, à imprimer et à encrer dans votre mémoire

Colle ta
photo ici

notre premier selfie

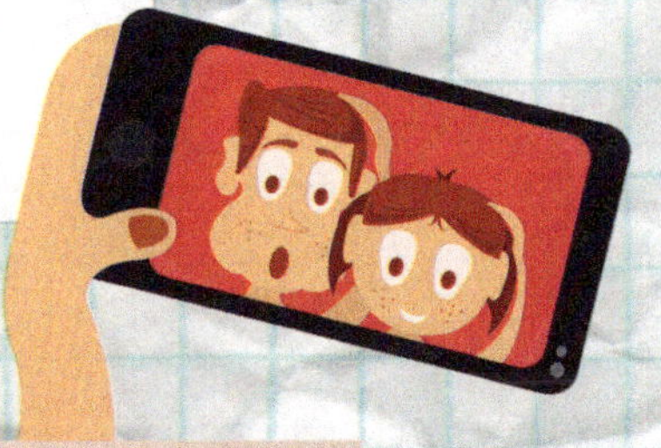

date & notes

Colle ta photo ici

notre photo wtf !

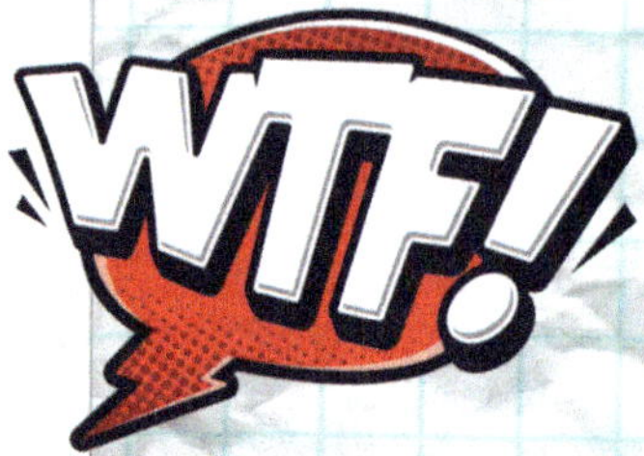

date & notes

Colle ta photo ici

notre premier voyage

date & notes

Colle ta photo ici

Mon anniversaire

date & notes

Colle ta photo ici

Son anniversaire

date & notes

Colle ta photo ici

Mon rire spontané

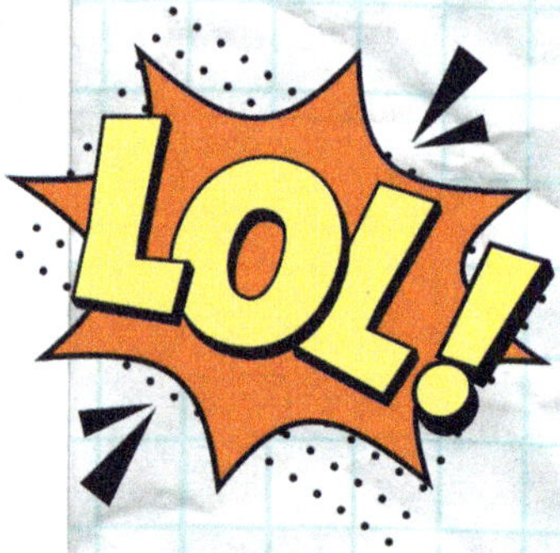

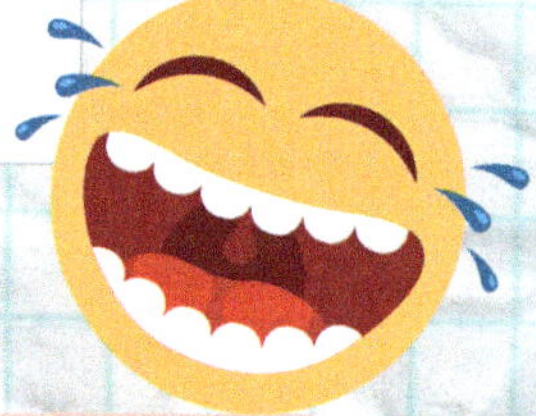

date & notes

Colle ta photo ici

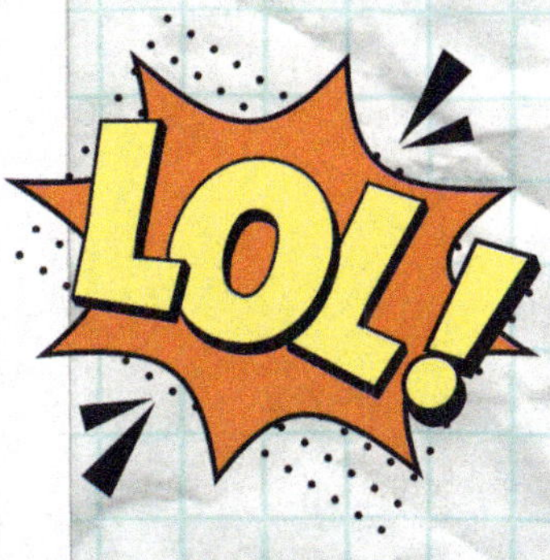

Son rire spontané

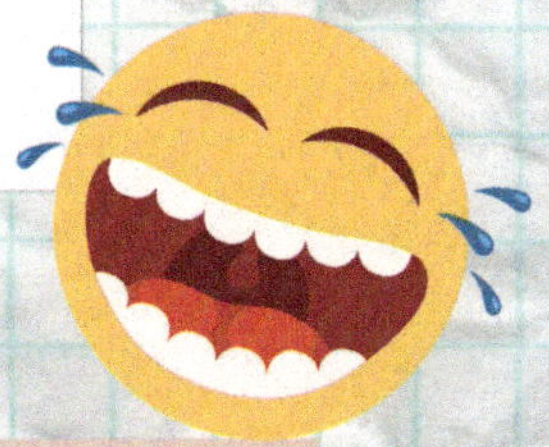

date & notes

Colle ta
photo ici

Ma photo préférée de toi

date & notes

Colle ta photo ici

ta photo préférée de moi

date & notes

Colle ta photo ici

Mon gros dossier

CONFIDENTIAL

TOP SECRET

CONFIDENTIAL

date & notes

Colle ta photo ici

Son gros dossier

TOP SECRET

CONFIDENTIAL

date & notes

Colle ta
photo ici

Ma grosse cuite

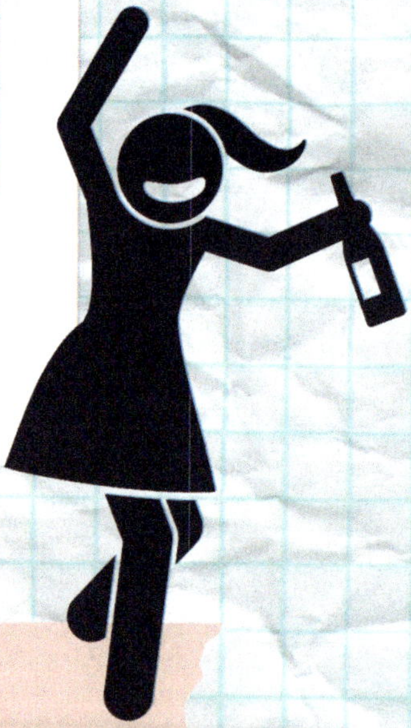

date & notes

Colle ta photo ici

ta grosse cuite

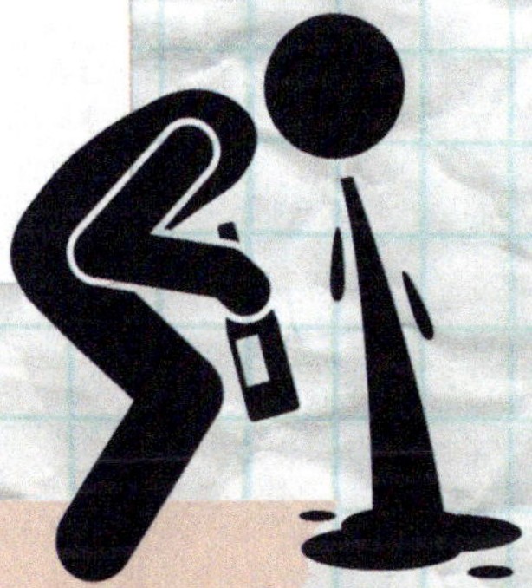

date & notes

Colle ta
photo ici

notre plus belle photo

date & notes

Le défi des 7 jours : Renforcez votre complicité

Bienvenue dans le **"Défi des 7 jours"**, une aventure conçue spécialement pour les couples désireux de tisser des liens plus profonds et d'**améliorer leur communication**.

Dans le tourbillon de la vie quotidienne, il est **facile de laisser la routine s'installer** et d'oublier de nourrir la relation qui est le cœur de votre bonheur partagé. Ce défi est votre invitation à prendre une pause intentionnelle, à vous reconnecter et à raviver l'étincelle qui vous unit.

Comment ça fonctionne ?
Chaque jour de la semaine, vous et votre partenaire vous engagerez dans une activité qui favorise l'**échange, la gratitude** et la **compréhension mutuelle**. De la réminiscence de moments joyeux au partage de rêves pour l'avenir, chaque jour est une opportunité de découvrir davantage sur l'autre et sur la force de votre union.

Instructions :

1. Choisissez un **moment calme** de la journée pour vous consacrer au défi.
2. Ouvrez le livre à la page du jour et lisez l'activité **à voix haute ensemble**.
3. Partagez vos réponses et sentiments **avec honnêteté** et ouverture.
4. **Écrivez vos découvertes** dans l'espace fourni, les transformant en souvenirs tangibles.

En vous lançant dans le "**Défi des 7 jours**", vous ne faites pas que passer du temps ensemble ; vous **construisez une fondation plus solide** pour tous les jours à venir.

Bonne découverte et que chaque jour vous rapproche un peu plus !

DÉFI : JOUR N°1

PARTAGE DE SOUVENIRS HEUREUX

Chaque partenaire raconte son ou ses souvenirs les plus heureux ensemble. Notez les points communs et les différences dans la perception de ce moment.

DATE: ______________________

MES SOUVENIRS LES PLUS HEUREUX AVEC TOI

-
-
-

MES SOUVENIRS LES PLUS HEUREUX AVEC TOI

-
-
-

IL EST MAINTENANT TEMPS DE CONSACRER QUELQUES MINUTES POUR EN DISCUTER...

• • •

ALORS COMMENT VOUS SENTEZ-VOUS ?

DÉFI : JOUR N°2
LES PETITES CHOSES

Listez trois petites choses que votre partenaire a faites récemment et qui vous ont touché. Expliquez pourquoi.

DATE: ______________________

CES 3 PETITES CHOSES

-
-
-

CES 3 PETITES CHOSES

-
-
-

IL EST MAINTENANT TEMPS DE CONSACRER QUELQUES MINUTES POUR EN DISCUTER...

• • •

ALORS COMMENT VOUS SENTEZ-VOUS ?

DÉFI : JOUR N°3

GRATITUDE QUOTIDIENNE

Écrivez ce pour quoi vous êtes reconnaissant dans votre vie de couple et partagez-le avec votre partenaire.

DATE: ______________________

JE SUIS RECONNAISSANT.E POUR

-
-
-

JE SUIS RECONNAISSANT.E POUR

-
-
-

IL EST MAINTENANT TEMPS DE CONSACRER QUELQUES MINUTES POUR EN DISCUTER...

• • •

ALORS COMMENT VOUS SENTEZ-VOUS ?

DÉFI : JOUR N°4
RÊVES ET OBJECTIFS

Chaque partenaire décrit un rêve ou un objectif personnel, puis discutez de la façon dont vous pouvez vous soutenir mutuellement pour les réaliser.

DATE: ______________________

MON MES RÊVES ET/OU OBJECTIFS PERSONNELS

-
-
-

MON MES RÊVES ET/OU OBJECTIFS PERSONNELS

-
-
-

IL EST MAINTENANT TEMPS DE CONSACRER QUELQUES MINUTES POUR EN DISCUTER...

• • •

ALORS COMMENT VOUS SENTEZ-VOUS ?

DÉFI : JOUR N°5
APPRÉCIATION PROFONDE

Vous devez maintenant écrire une lettre d'appréciation à l'autre, mettant en avant des qualités profondes et l'impact qu'elles ont sur eux.

DATE: ____________________

MA LETTRE POUR TOI

MA LETTRE POUR TOI

DÉFI : JOUR N°6
RÉSOLUTION DE CONFLIT

Un exercice pour écrire un désaccord mineur récent et les deux perspectives sur celui-ci. Ensuite, discutez calmement pour trouver un terrain d'entente.

DATE: ______________________

DÉSACCORD ET PERSPECTIVES

-
-
-

DÉSACCORD ET PERSPECTIVES

-
-
-

IL EST MAINTENANT TEMPS DE CONSACRER QUELQUES MINUTES POUR EN DISCUTER...

• • •

ALORS COMMENT VOUS SENTEZ-VOUS ?

DÉFI : JOUR N°7

L'ENGAGEMENT DU SOUTIEN

Pour le dernier défi, les partenaires s'engagent à soutenir un aspect du développement personnel de l'autre, avec des actions concrètes à entreprendre.

DATE: ______________________

MES ACTIONS CONCRÈTES À ENTREPRENDRE

MES ACTIONS CONCRÈTES À ENTREPRENDRE

IL EST MAINTENANT TEMPS DE CONSACRER QUELQUES MINUTES POUR EN DISCUTER...

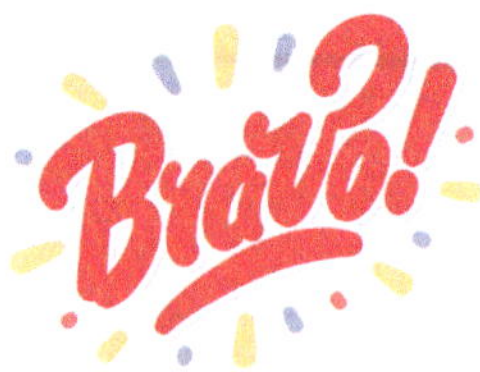

BRAVO POUR AVOIR RELEVÉ LE "DÉFI DES 7 JOURS" ! GARDEZ CE LIVRE COMME UN TRÉSOR DE VOS ENGAGEMENTS ET SENTIMENTS. REPLONGEZ-Y POUR RAVIVER LA FLAMME DE VOTRE COMPLICITÉ.

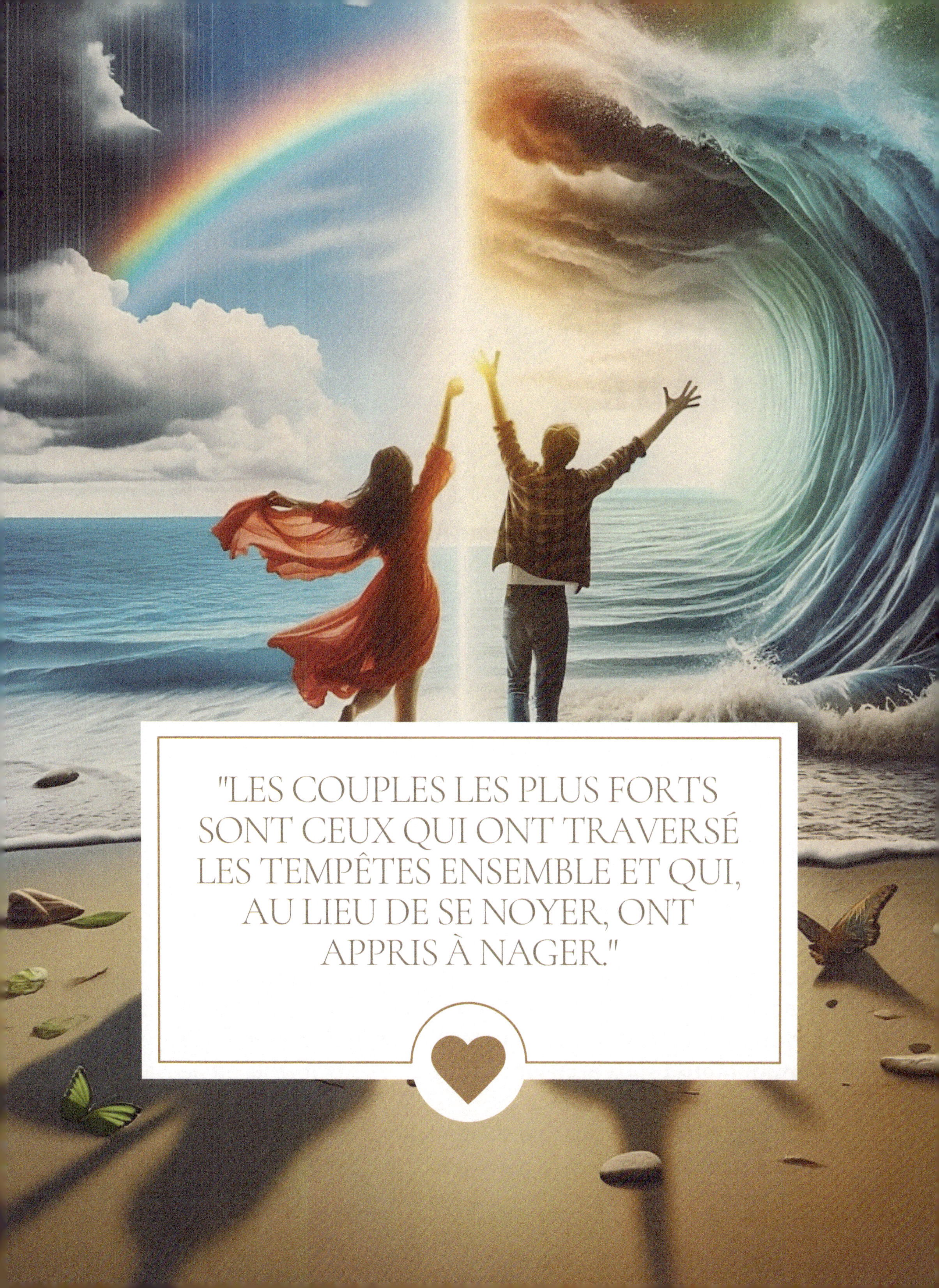
"LES COUPLES LES PLUS FORTS
SONT CEUX QUI ONT TRAVERSÉ
LES TEMPÊTES ENSEMBLE ET QUI,
AU LIEU DE SE NOYER, ONT
APPRIS À NAGER."

L'ARME ANTI-EMBROUILLE

LE DRAPEAU BLANC DE L'AMOUR

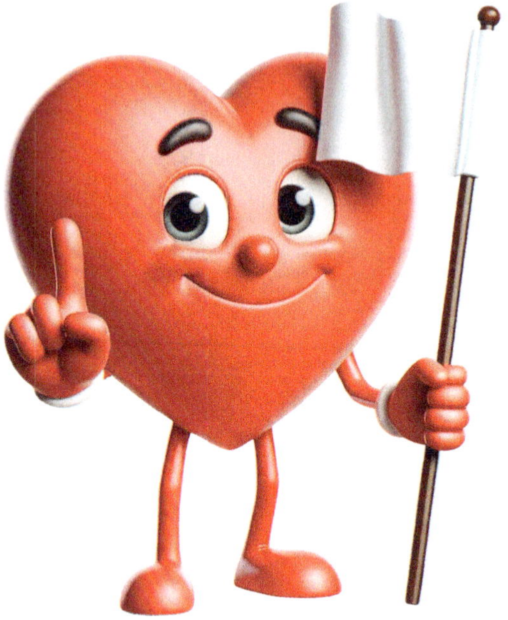

Rencontrez votre outil de paix : l'**Arme Anti-Embrouille**. Ces messages sont conçus pour être vos drapeaux blancs personnels,
à brandir lors de disputes pour ouvrir un espace de calme et de compréhension.

Comment ça marche ?

1. Découpez les 6 messages sur les pages suivantes.
2. Gardez-les accessibles en cas de discorde.
3. Présentez un message comme invitation au dialogue.
4. Jouez le jeu en faisant une pause et en vous préparant à un échange sincère.

Conseils pour Apaiser les Tensions

- **Reculez** : Prenez un moment pour vous calmer séparément.
- **Respirez** : Réduisez le stress avec quelques respirations profondes.
- **Écoute Active** : Laissez votre partenaire s'exprimer sans couper.
- **Communiquez sans accuser** : Partagez vos sentiments en "Je ressens..." plutôt que "Tu fais...".
- **Trouvez le Milieu** : Visez une solution qui bénéficie à tous les 2.
- **Affection** : Un geste tendre peut rapprocher les cœurs.

ANTI-EMBROUILLE

REMETTONS-NOUS EN QUESTION

POUR MIEUX AVANCER...

ANTI-EMBROUILLE

AVANT DE JUGER

ESSAYONS DE COMPRENDRE

...

ANTI-EMBROUILLE

PAUSE. RESPIRE

RÉFLÉCHIS & PARLE...

ANTI-EMBROUILLE

LÂCHONS LES ARMES

PRENONS-NOUS DANS LES BRAS

...

ANTI-EMBROUILLE

HALTE AUX MOTS QUI BLESSENT

CALMONS-NOUS S'IL TE PLAIT

...

ANTI-EMBROUILLE

RÉPARONS AVEC DES MOTS

PAS AVEC DES SILENCES

...

Découpez avec précision le patron du dé en suivant les lignes, **pliez et collez pour former votre dé**, puis laissez le cadet lancer le premier avant de poursuivre à tour de rôle pour ajouter du piquant à vos moments à deux. Ce dé vous permettra de savoir à quel jeu allez-vous jouer !

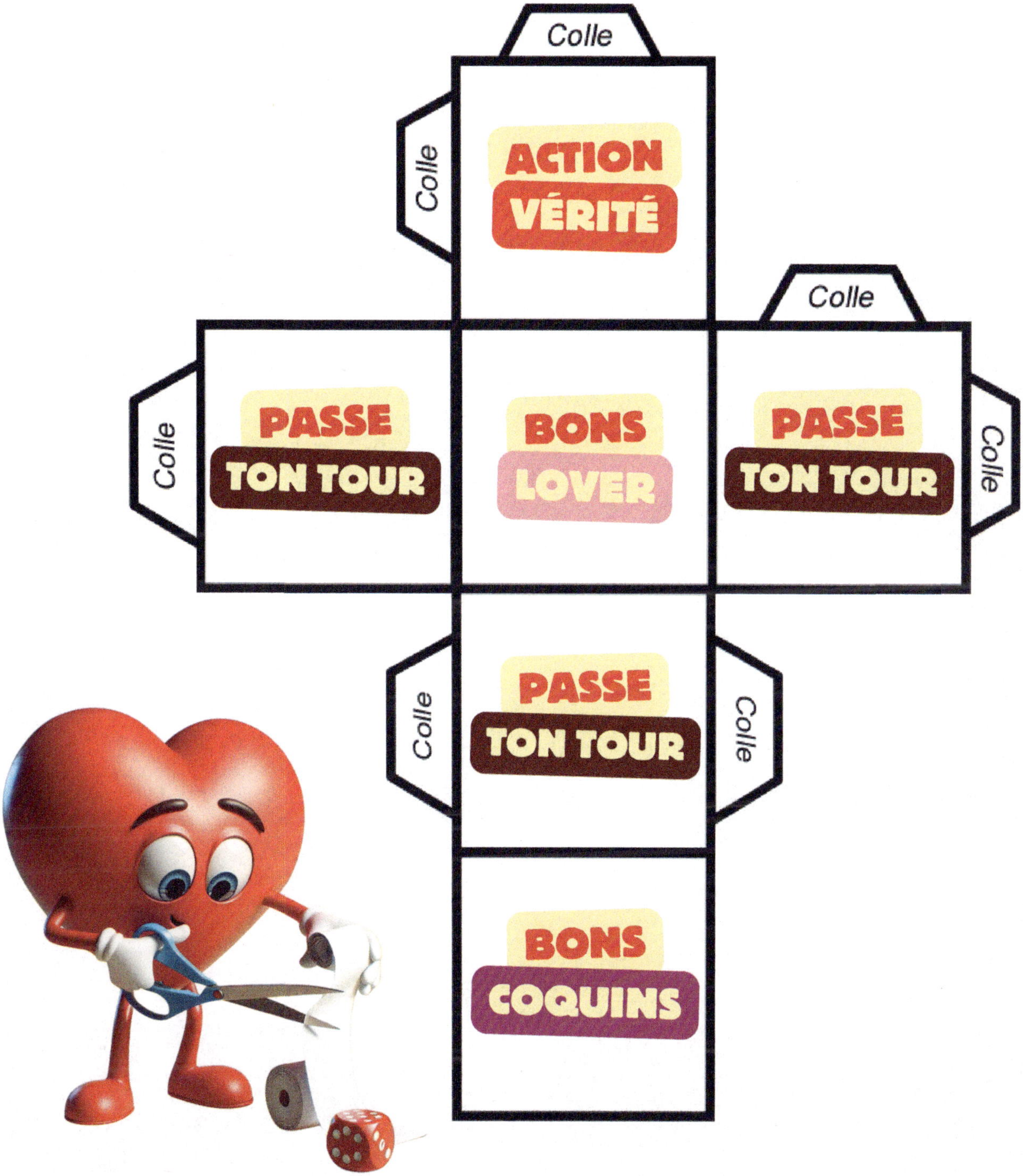

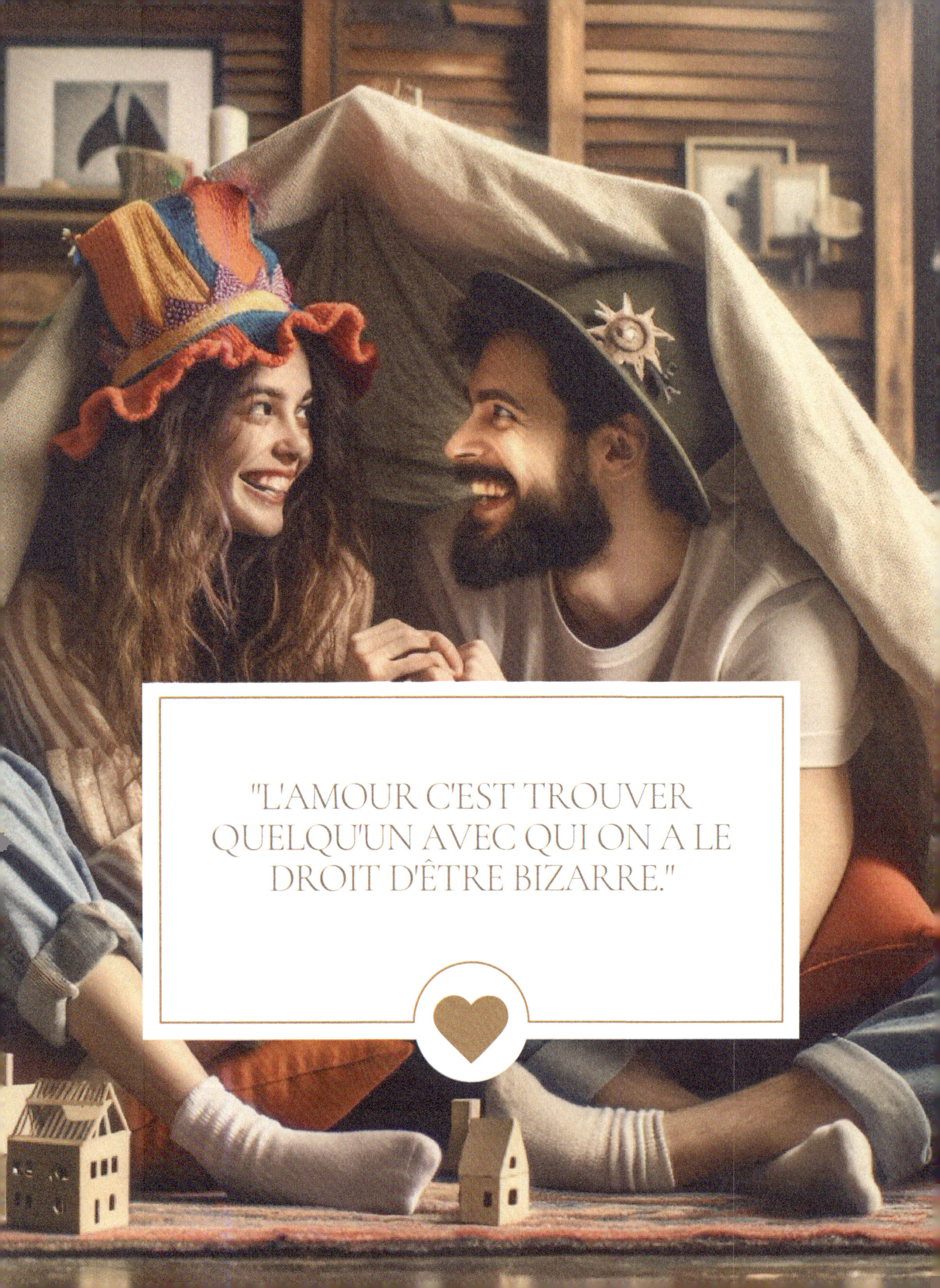

"L'AMOUR C'EST TROUVER QUELQU'UN AVEC QUI ON A LE DROIT D'ÊTRE BIZARRE."

BONS POINTS LOVER

Découpez et partagez ces bons à votre rythme, par exemple tous les lundis en alternant - chaque bon a sa date limite à respecter pour ajouter du piquant au jeu.

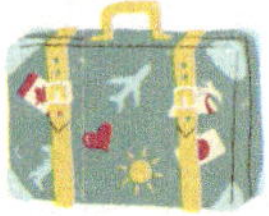

TU DOIS NOUS ORGANISER UN WEEK-END SURPRISE

BON POINT LOVER

EXPIRE DANS 30 JOURS

TU DOIS PRÉPARER UN DÎNER ROMANTIQUE

BON POINT LOVER

EXPIRE DANS 3 JOURS

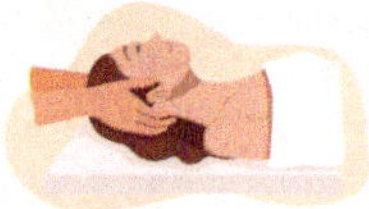

TU DOIS ME MASSER PENDANT MIN. 30 MINUTES

BON POINT LOVER

EXPIRE DANS 24 H

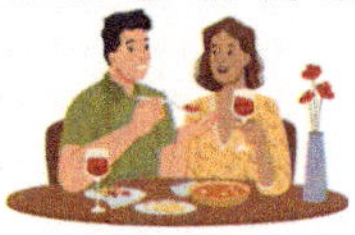

M'INVITER AU RESTO MAINTENANT !

BON POINT LOVER

EXPIRE DANS 6H

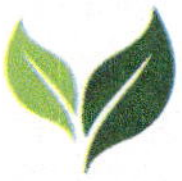

TU DOIS NOUS ORGANISER UN WEEK-END NATURE/AVENTURE

BON POINT LOVER

EXPIRE DANS 30 JOURS

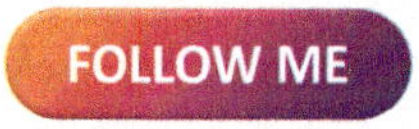

TU DOIS ME SUIVRE POUR FAIRE L'ACTIVITÉ DE MON CHOIX

BON POINT LOVER

EXPIRE DANS 5 JOURS

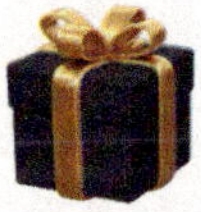

TU M'OFFRES UN CADEAU SURPRISE BUDGET : 69€ MAX

BON POINT LOVER

EXPIRE DANS 7 JOURS

TU DOIS M'ECRIRE ET LIRE UN POÈME

BON POINT LOVER

EXPIRE DANS 3 JOURS

TU DOIS RÉSERVER UNE ACTIVITÉ ORIGINALE
(ESCAPE GAME, JEUX DE RÔLE ETC.)

BON POINT LOVER

EXPIRE DANS 10 JOURS

ATELIER DIY ON DOIT CRÉER UN TRUC ENSEMBLE

BON POINT LOVER

EXPIRE DANS 5 JOURS

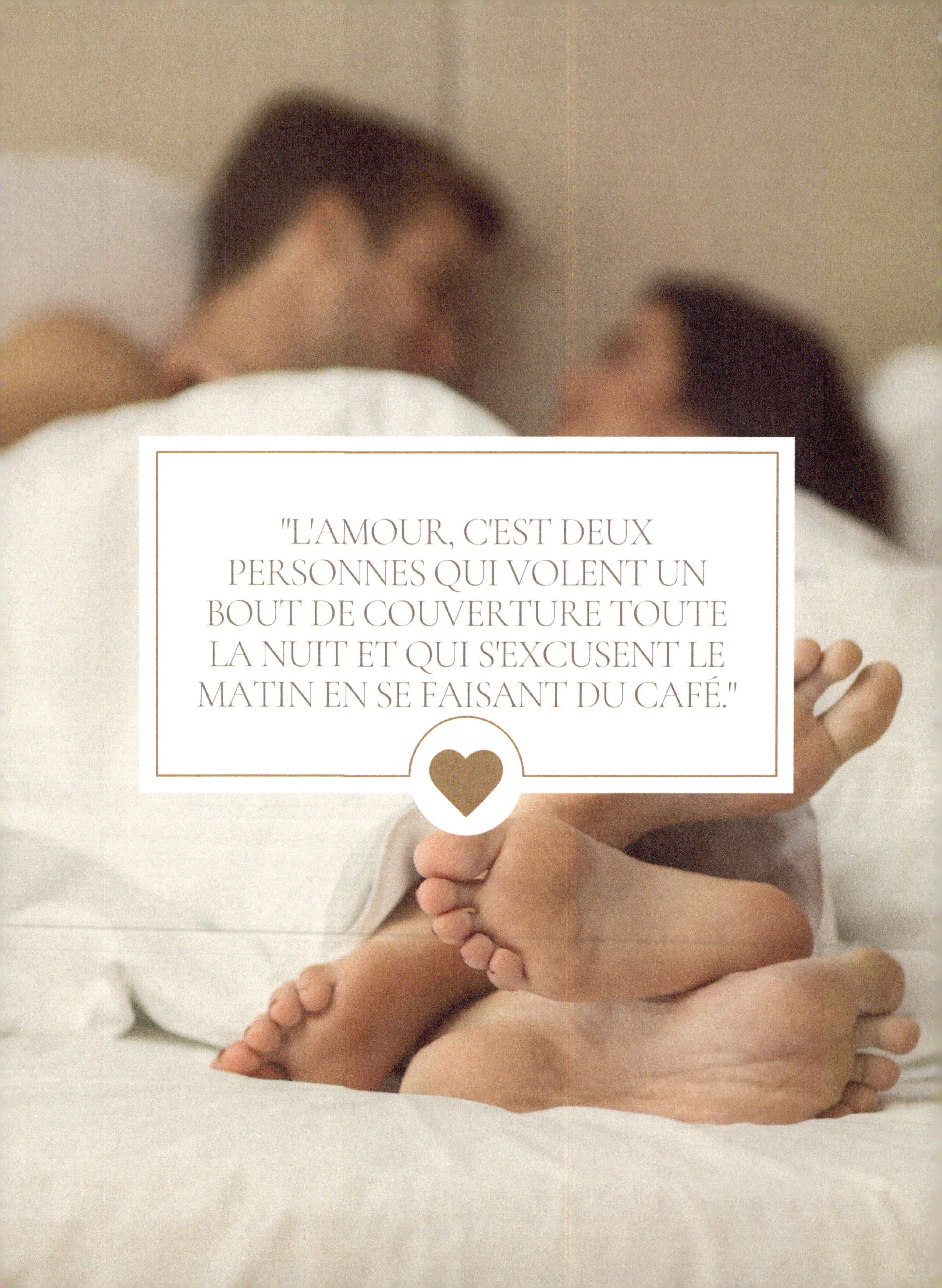

"L'AMOUR, C'EST DEUX PERSONNES QUI VOLENT UN BOUT DE COUVERTURE TOUTE LA NUIT ET QUI S'EXCUSENT LE MATIN EN SE FAISANT DU CAFÉ."

BONS POINTS LOVER

Découpez et partagez ces bons à votre rythme, par exemple tous les lundis en alternant - chaque bon a sa date limite à respecter pour ajouter du piquant au jeu.

NETFLIX & CHILL TU ORGANISES TOUT POPCORN & CIE !

BON POINT LOVER

EXPIRE DANS 2 JOURS

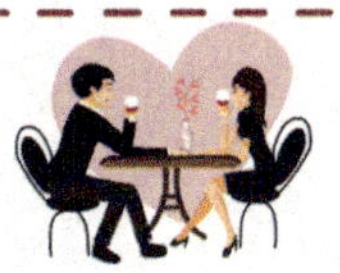

DÎNER À THÈME QU'ON CUISINE TOUS LES DEUX

BON POINT LOVER

EXPIRE DANS 3 JOURS

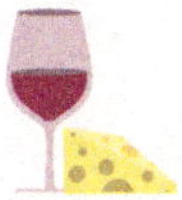

ORGANISE UNE SOIRÉE FROMAGES & VINS TOUS LES 2

BON POINT LOVER

EXPIRE DANS 72H

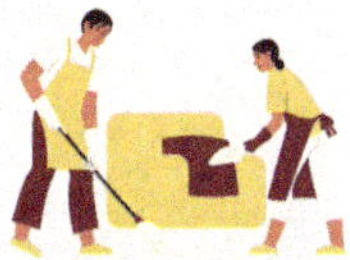

RANGER OU CHANGER INTÉGRALEMENT NOTRE CHAMBRE

BON POINT LOVER

EXPIRE DANS 30 JOURS

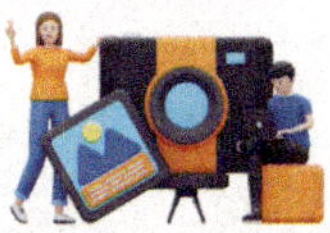

TU DOIS NOUS PRENDRE EN PHOTO ET EN FAIRE UN CADRE

BON POINT LOVER

EXPIRE DANS 7 JOURS

Stand-up Comedy

TU DOIS M'AMENER VOIR UN STAND UP

BON POINT LOVER

EXPIRE DANS 30 JOURS

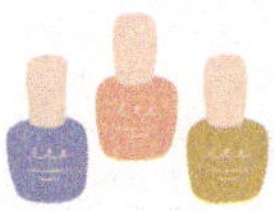

SEANCE DE MANUCURE, COIFFURE OU BIEN ÊTRE FAITE PAR TES SOINS

BON POINT LOVER

EXPIRE DANS 7 JOURS

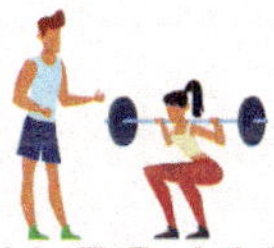

TU ES MON COACH SPORTIF PENDANT 30 MIN.

BON POINT LOVER

EXPIRE DANS 3 JOURS

ART

SEANCE PEINTURE OU ART CRÉATIF TOUS LES DEUX !

BON POINT LOVER

EXPIRE DANS 7 JOURS

Yes

YES DAY! TU DOIS DIRE OUI À TOUT PENDANT 24H

BON POINT LOVER

EXPIRE DANS 5 JOURS

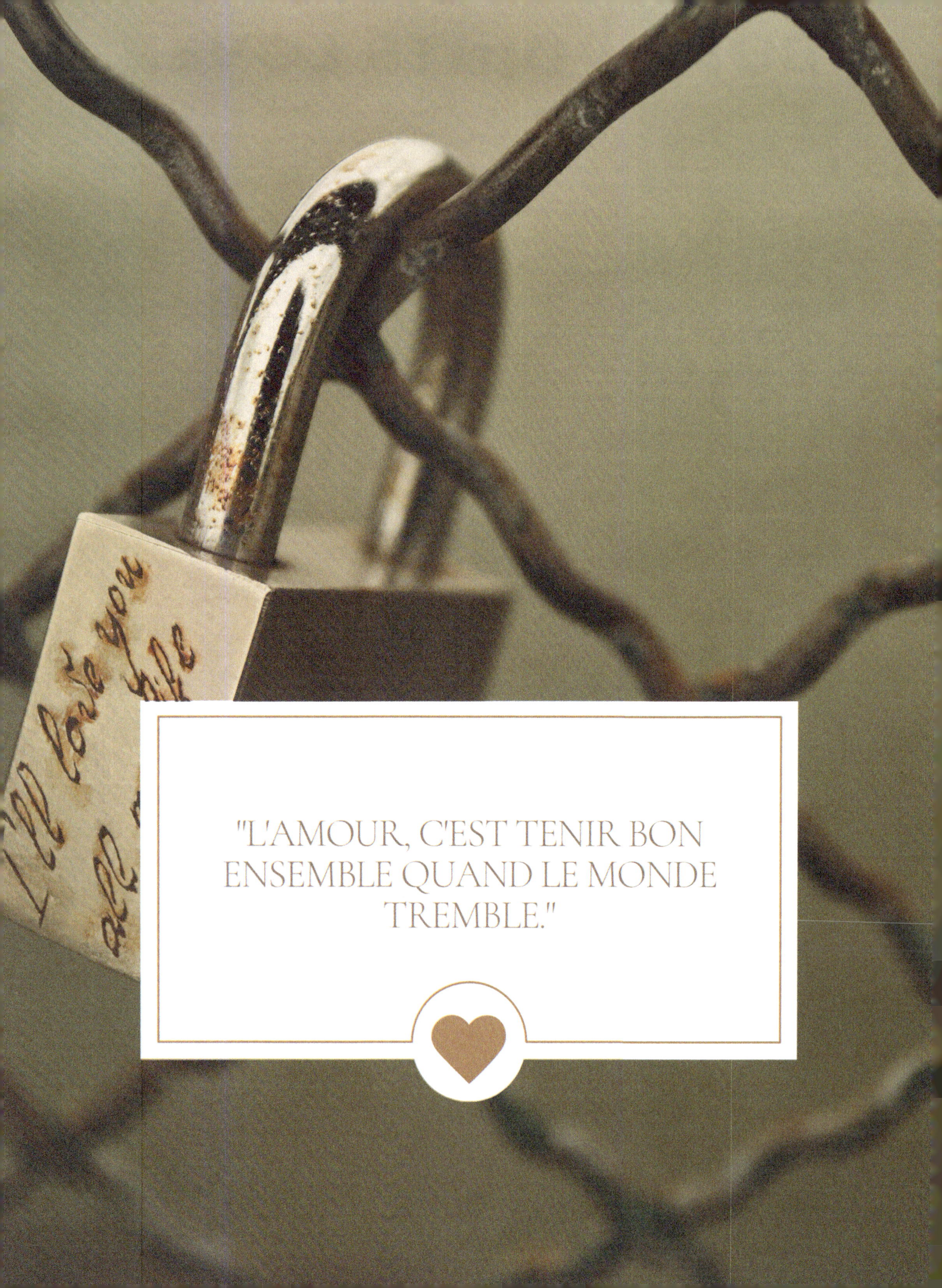

"L'AMOUR, C'EST TENIR BON ENSEMBLE QUAND LE MONDE TREMBLE."

BONS POINTS LOVER

Découpez, **personnalisez** et partagez ces bons à votre rythme, par exemple tous les lundis en alternant - chaque bon a sa date limite à respecter pour ajouter du piquant au jeu.

BON POINT LOVER
EXPIRE DANS ___

BON POINT LOVER
EXPIRE DANS ___

BON POINT LOVER
EXPIRE DANS ___

BON POINT LOVER
EXPIRE DANS ___

BON POINT LOVER
EXPIRE DANS ___

BON POINT LOVER
EXPIRE DANS ___

BON POINT LOVER
EXPIRE DANS ___

BON POINT LOVER
EXPIRE DANS ___

BON POINT LOVER
EXPIRE DANS ___

BON POINT LOVER
EXPIRE DANS ___

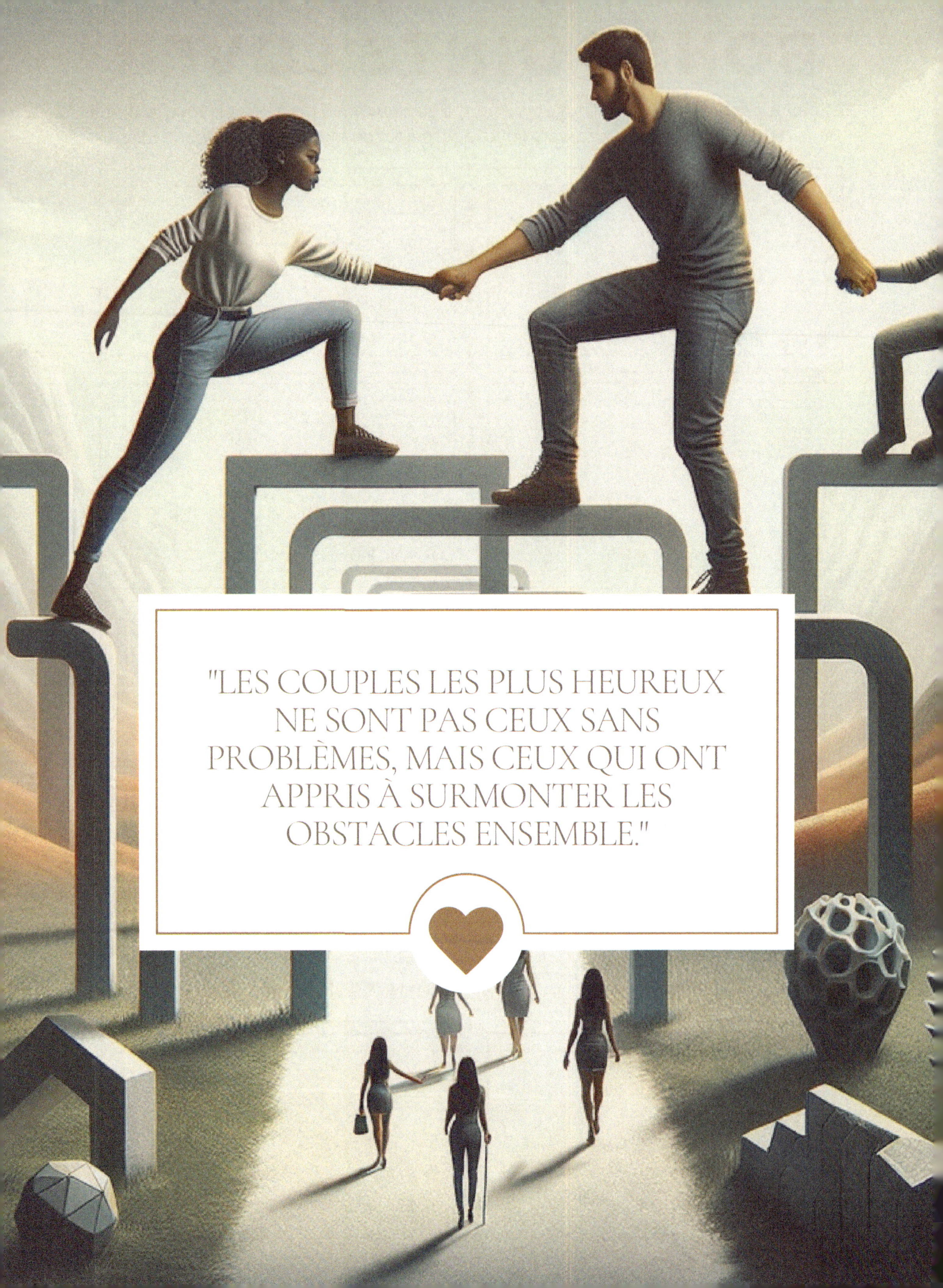

"LES COUPLES LES PLUS HEUREUX NE SONT PAS CEUX SANS PROBLÈMES, MAIS CEUX QUI ONT APPRIS À SURMONTER LES OBSTACLES ENSEMBLE."

BONS POINTS LOVER

Découpez, **personnalisez** et partagez ces bons à votre rythme, par exemple tous les lundis en alternant - chaque bon a sa date limite à respecter pour ajouter du piquant au jeu.

BON POINT LOVER
EXPIRE DANS ____

BON POINT LOVER
EXPIRE DANS ____

BON POINT LOVER
EXPIRE DANS ____

BON POINT LOVER
EXPIRE DANS ____

BON POINT LOVER
EXPIRE DANS ____

BON POINT LOVER
EXPIRE DANS ____

BON POINT LOVER
EXPIRE DANS ____

BON POINT LOVER
EXPIRE DANS ____

BON POINT LOVER
EXPIRE DANS ____

BON POINT LOVER
EXPIRE DANS ____

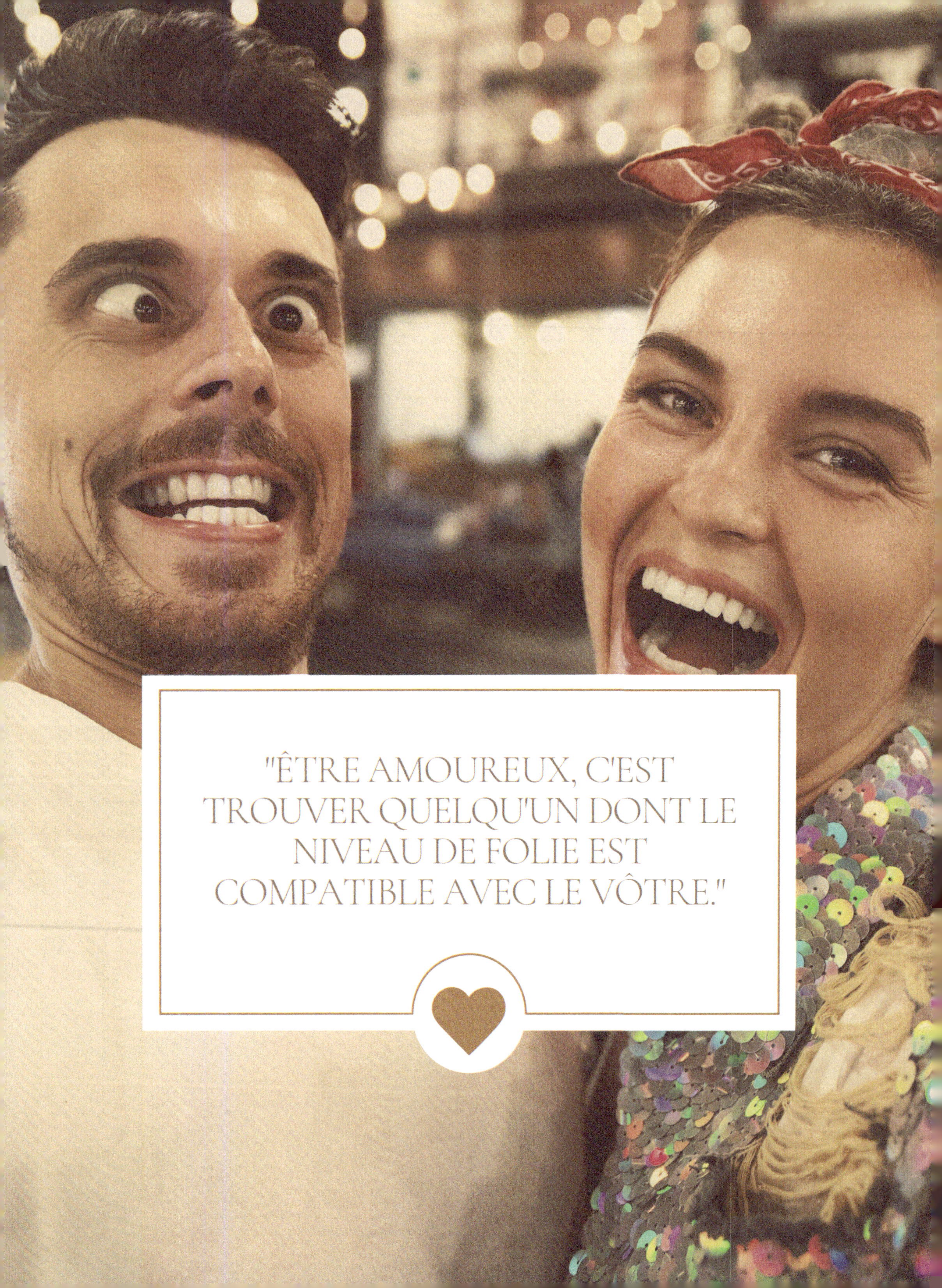

"ÊTRE AMOUREUX, C'EST TROUVER QUELQU'UN DONT LE NIVEAU DE FOLIE EST COMPATIBLE AVEC LE VÔTRE."

BONS POINTS LOVER

Découpez, **personnalisez** et partagez ces bons à votre rythme, par exemple tous les lundis en alternant - chaque bon a sa date limite à respecter pour ajouter du piquant au jeu.

EXPIRE DANS ____

BON POINT LOVER

EXPIRE DANS ____

BON POINT LOVER

EXPIRE DANS ____

BON POINT LOVER

EXPIRE DANS ____

BON POINT LOVER

EXPIRE DANS ____

BON POINT LOVER

EXPIRE DANS ____

BON POINT LOVER

EXPIRE DANS ____

BON POINT LOVER

EXPIRE DANS ____

BON POINT LOVER

EXPIRE DANS ____

BON POINT LOVER

EXPIRE DANS 7 JOURS

BON POINT LOVER

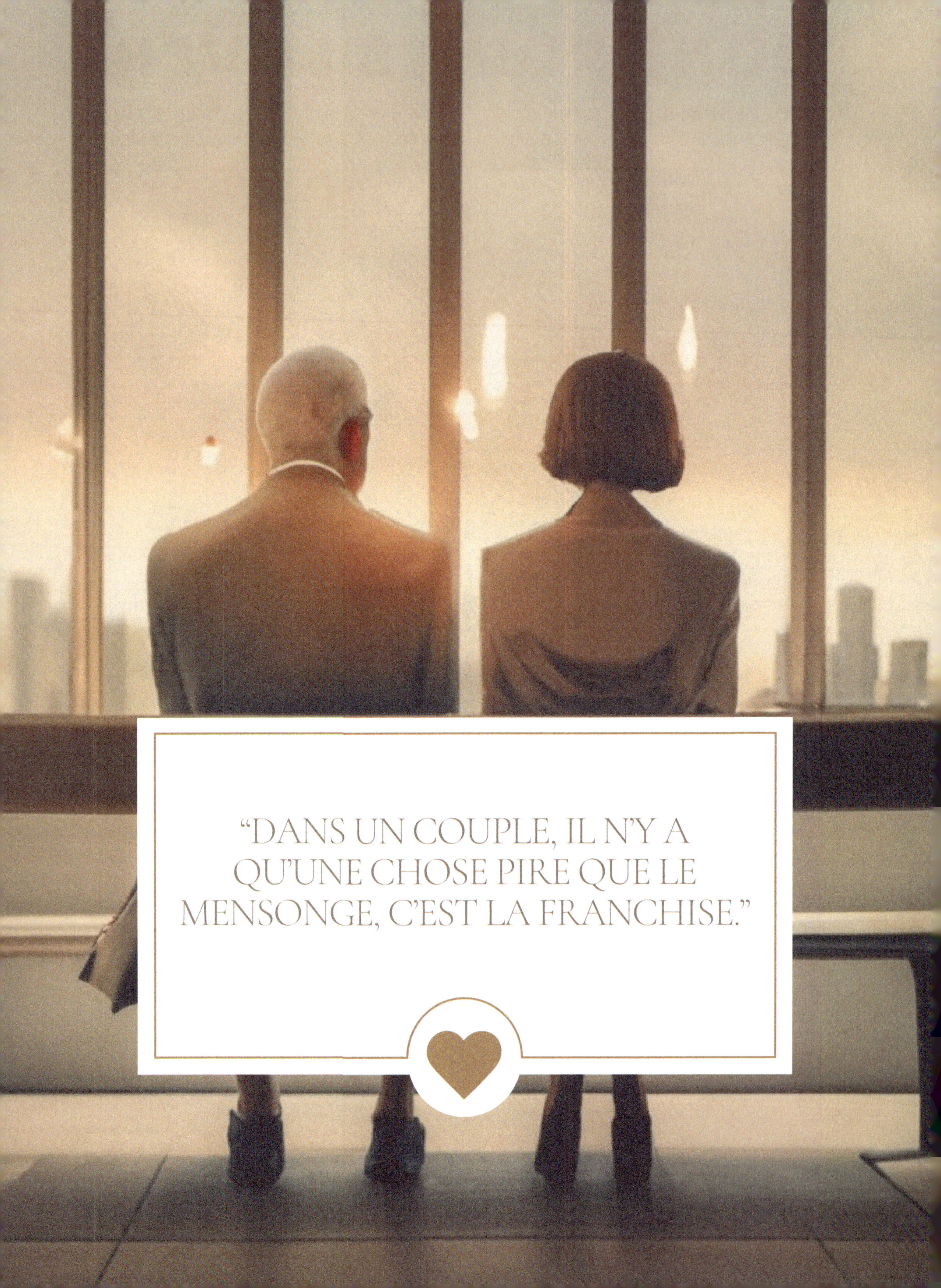

“DANS UN COUPLE, IL N’Y A QU’UNE CHOSE PIRE QUE LE MENSONGE, C’EST LA FRANCHISE.”

BONS POINTS COQUINS

Découpez et partagez ces bons à votre rythme, par exemple tous les lundis en alternant - chaque bon a sa date limite à respecter pour ajouter du piquant au jeu.

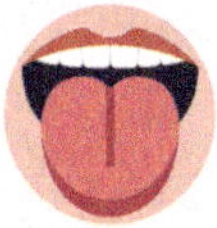

TU DOIS ME FAIRE UNE GÂTERIE...

BON POINT COQUIN

EXPIRE DANS 1H

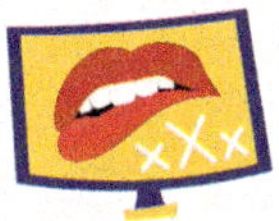

TU DOIS METTRE UN FILM X ET ME MONTRER UN FANTASME QUI T'EXCITE

BON POINT COQUIN

EXPIRE DANS 1H

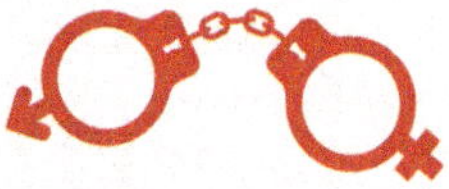

ON INVERSE LES RÔLES LA PERSONNE DOMINÉE HABITUELLEMENT DEVIENT DOMINANTE

BON POINT COQUIN

EXPIRE DANS 72H

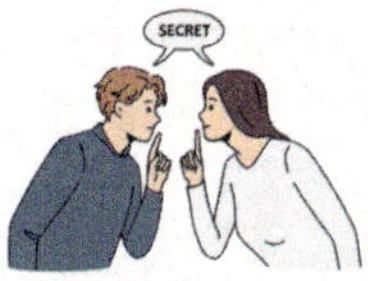

ON TESTE UN SEXTOY VIBRANT AU RESTO

BON POINT COQUIN

EXPIRE DANS 7 JOURS

ON FAIT L'AMOUR DANS UNE PIÈCE OU LIEU INCONNU

BON POINT COQUIN

EXPIRE DANS 1 JOUR

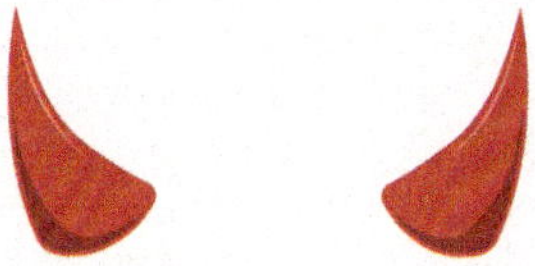

BON POUR UN MASSAGE SALE...

BON POINT COQUIN

EXPIRE DANS 30 JOURS

BANDE MOI LES YEUX ET FAIS MOI JOUIR

BON POINT COQUIN

EXPIRE DANS 24H

ON SE DOUCHE ENSEMBLE...

BON POINT COQUIN

EXPIRE DANS 24H

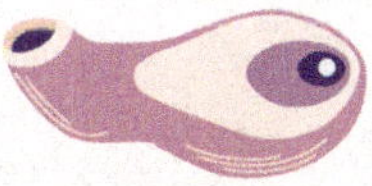

ACHETER UN SEXTOY IMPROBABLE

BON POINT COQUIN

EXPIRE DANS 10 JOURS

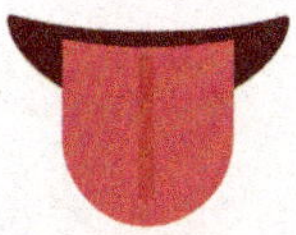

UTILISE TA LANGUE UNIQUEMENT !

BON POINT COQUIN

EXPIRE DANS 1H

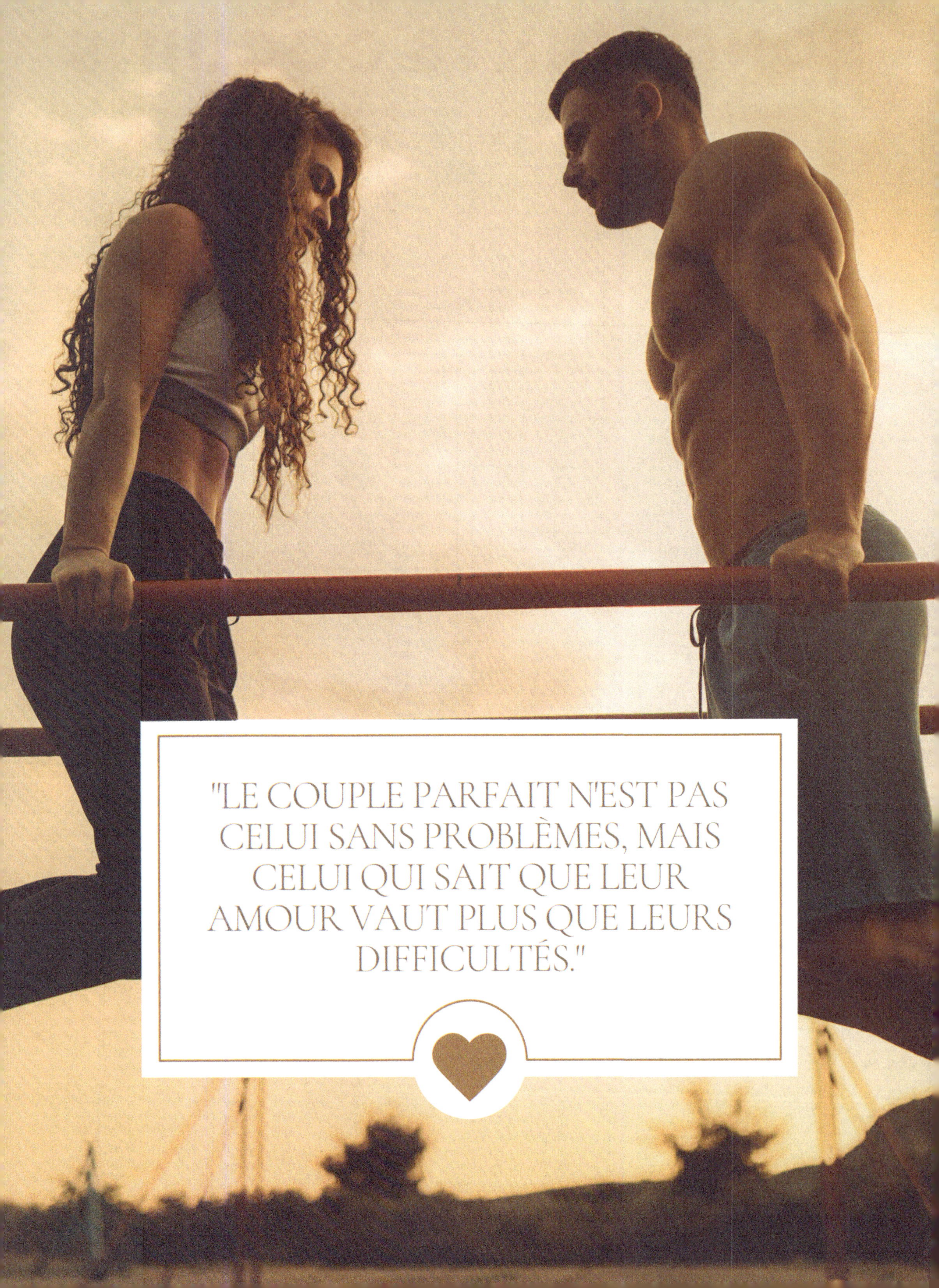

"LE COUPLE PARFAIT N'EST PAS CELUI SANS PROBLÈMES, MAIS CELUI QUI SAIT QUE LEUR AMOUR VAUT PLUS QUE LEURS DIFFICULTÉS."

BONS POINTS COQUINS

Découpez et partagez ces bons à votre rythme, par exemple tous les lundis en alternant - chaque bon a sa date limite à respecter pour ajouter du piquant au jeu.

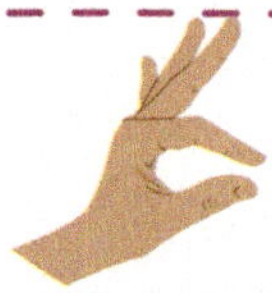

JOUE AVEC TES MAINS OU TES DOIGTS SUR MOI

BON POINT COQUIN

EXPIRE DANS 1H

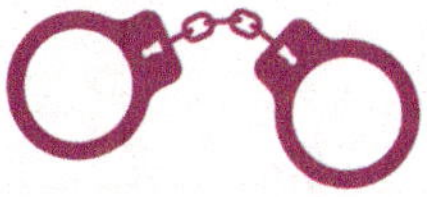

ATTACHE-MOI MAINTENANT

BON POINT COQUIN

EXPIRE DANS 1H

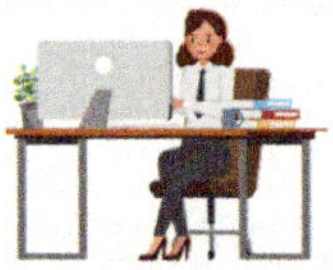

ON S'ENVOIE DES PHOTOS HOT DEPUIS LE TRAVAIL...

BON POINT COQUIN

EXPIRE DANS 72H

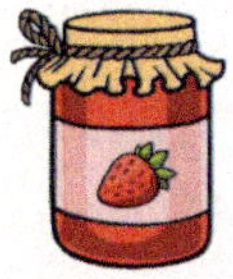

MANGE QUELQUE CHOSE SUR MON CORPS

BON POINT COQUIN

EXPIRE DANS 1H

MASSAGE À 2

BON POINT COQUIN

EXPIRE DANS 1 H

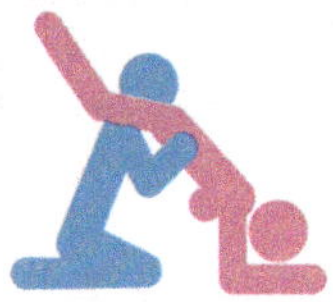

ESSAYEZ UNE NOUVELLE POSITION

BON POINT COQUIN

EXPIRE DANS 24H

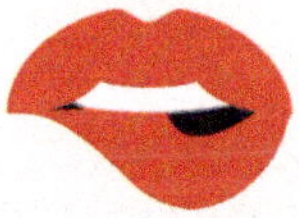

SE RENDRE DANS UN CLUB LIBERTIN (MODE VOYEUR SI PAS D'EXPÉRIENCE)

BON POINT COQUIN

EXPIRE DANS 7 JOURS

TU TE TOUCHE JUSQU'À JOUIR & JE TE REGARDE

BON POINT COQUIN

EXPIRE DANS 24H

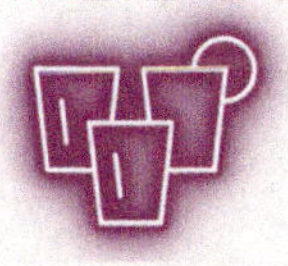

TU VERSES UN LIQUIDE SUR MON CORPS ET TU BOIS

BON POINT COQUIN

EXPIRE DANS 24H

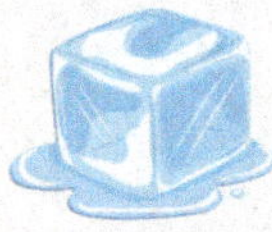

TU DOIS JOUER AVEC UN GLAÇON ENTRE MES JAMBES (OU LA BOUCHE)

BON POINT COQUIN

EXPIRE DANS 1 JOUR

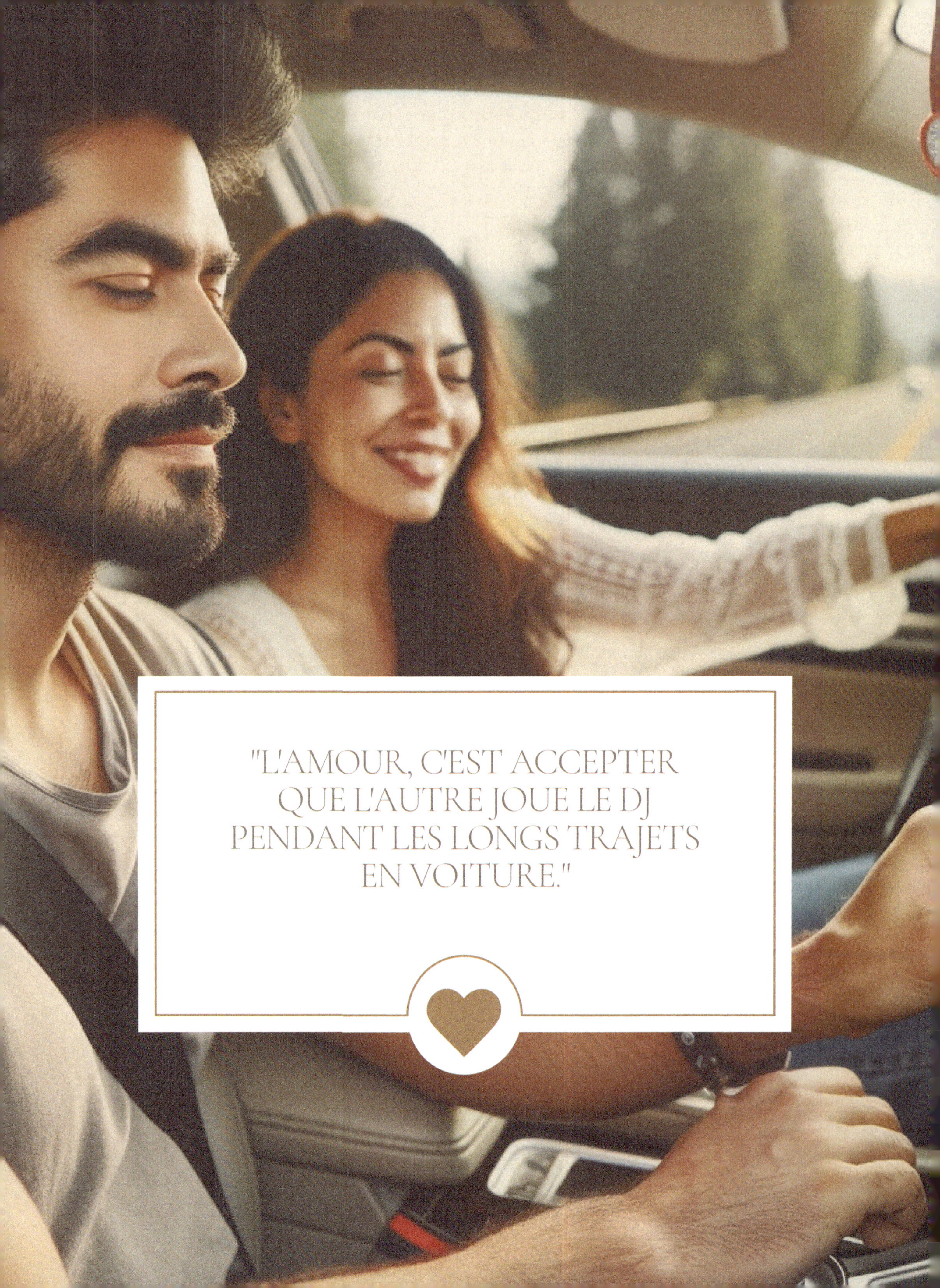

"L'AMOUR, C'EST ACCEPTER QUE L'AUTRE JOUE LE DJ PENDANT LES LONGS TRAJETS EN VOITURE."

BONS POINTS COQUINS

Découpez, **personnalisez** et partagez ces bons à votre rythme, par exemple tous les lundis en alternant - chaque bon a sa date limite à respecter pour ajouter du piquant au jeu.

BON POINT COQUIN
EXPIRE DANS

BON POINT COQUIN
EXPIRE DANS

BON POINT COQUIN
EXPIRE DANS

BON POINT COQUIN
EXPIRE DANS

BON POINT COQUIN
EXPIRE DANS

BON POINT COQUIN
EXPIRE DANS

BON POINT COQUIN
EXPIRE DANS

BON POINT COQUIN
EXPIRE DANS

BON POINT COQUIN
EXPIRE DANS

BON POINT COQUIN
EXPIRE DANS

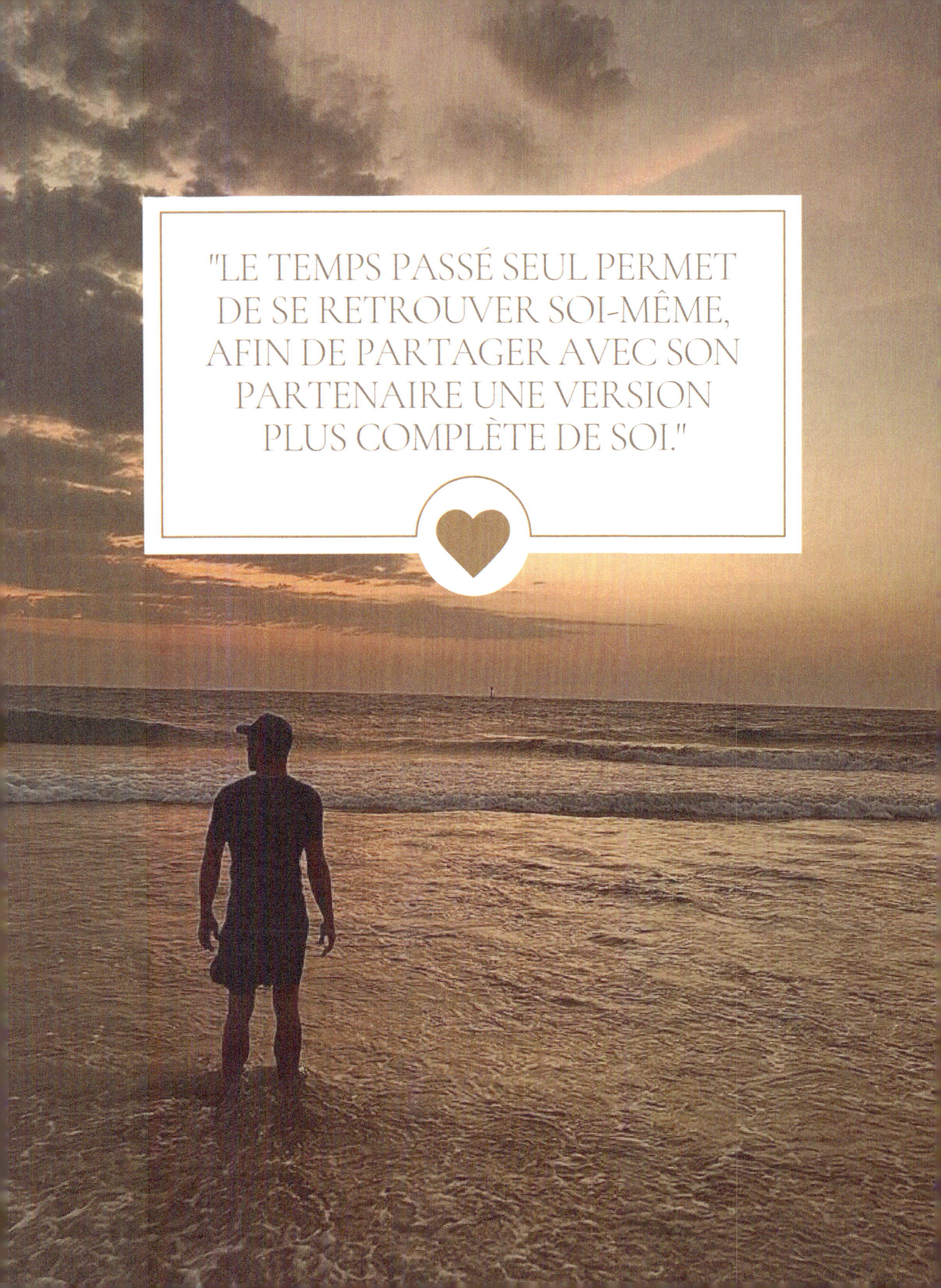
"LE TEMPS PASSÉ SEUL PERMET DE SE RETROUVER SOI-MÊME, AFIN DE PARTAGER AVEC SON PARTENAIRE UNE VERSION PLUS COMPLÈTE DE SOI."

BONS POINTS COQUINS

Découpez, **personnalisez** et partagez ces bons à votre rythme, par exemple tous les lundis en alternant - chaque bon a sa date limite à respecter pour ajouter du piquant au jeu.

EXPIRE DANS

BON POINT COQUIN

EXPIRE DANS

BON POINT COQUIN

EXPIRE DANS

BON POINT COQUIN

EXPIRE DANS

BON POINT COQUIN

EXPIRE DANS

BON POINT COQUIN

EXPIRE DANS

BON POINT COQUIN

EXPIRE DANS

BON POINT COQUIN

EXPIRE DANS

BON POINT COQUIN

EXPIRE DANS

BON POINT COQUIN

EXPIRE DANS

BON POINT COQUIN

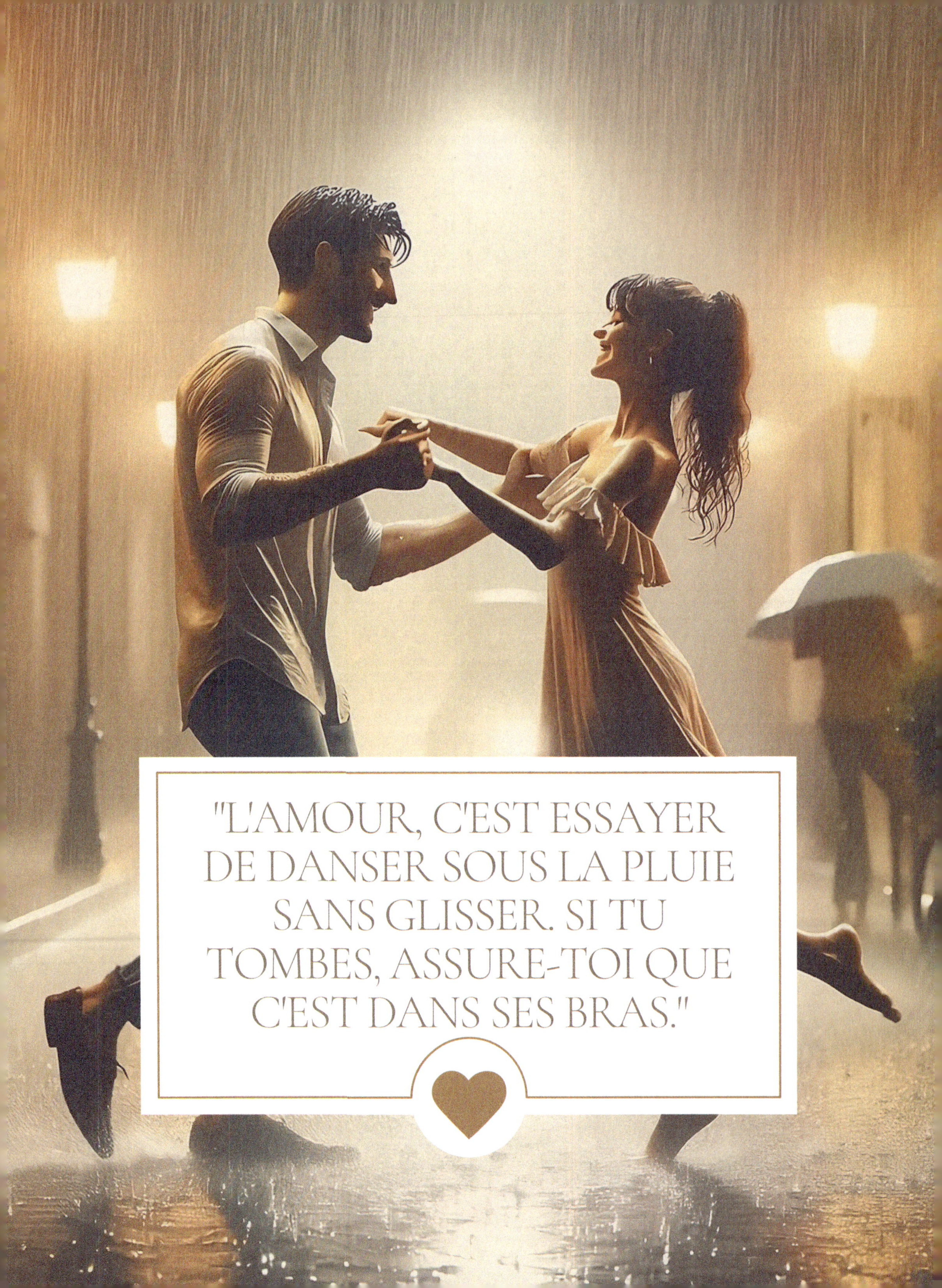
"L'AMOUR, C'EST ESSAYER
DE DANSER SOUS LA PLUIE
SANS GLISSER. SI TU
TOMBES, ASSURE-TOI QUE
C'EST DANS SES BRAS."

BONS POINTS COQUINS

Découpez, **personnalisez** et partagez ces bons à votre rythme, par exemple tous les lundis en alternant - chaque bon a sa date limite à respecter pour ajouter du piquant au jeu.

BON POINT COQUIN
EXPIREDANS

BON POINT COQUIN
EXPIRE DANS

BON POINT COQUIN
EXPIRE DANS

BON POINT COQUIN
EXPIRE DANS

BON POINT COQUIN
EXPIRE DANS

BON POINT COQUIN
EXPIRE DANS

BON POINT COQUIN
EXPIRE DANS

BON POINT COQUIN
EXPIRE DANS

BON POINT COQUIN
EXPIRE DANS

BON POINT COQUIN
EXPIRE DANS

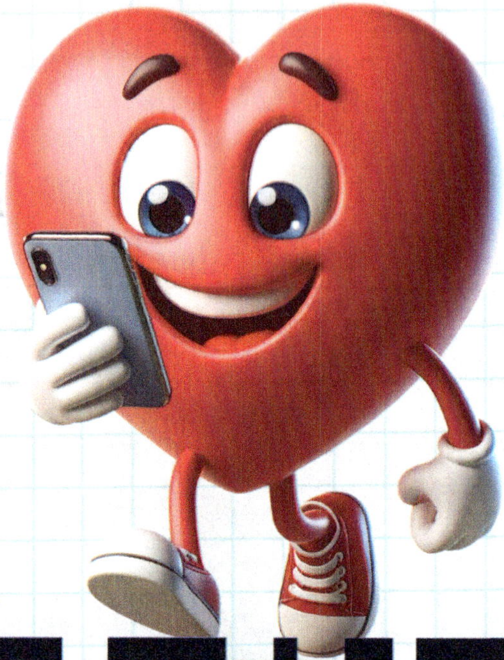

RECEVEZ **GRATUITEMENT**
DE NOUVELLES CARTES
ACTION OU VÉRITÉ !

ACTION

ENLÈVE UN VÊTEMENT .
SI TU RIS PENDANT LA PARTIE
JE T'EN RETIRE UN AUTRE...

18+

AIMERAIS-TU QUE L'ON
COUCHE AVEC 1 OU 2 AUTRES
PERSONNES ENSEMBLE ?

VÉRITÉ

ACTION

ISOLE-TOI DANS UNE PIÈCE
ET ENVOIE MOI UNE PHOTO
SEXY AVEC UN SEXTO...

18+

AS-TU DÉJÀ FAIT L'AMOUR
AVEC LE MÊME SEXE ?
SI NON AS-TU ENVIE ?

VÉRITÉ

ACTION

LÈCHE-MOI JUSQU'À ME
FAIRE MOUILLER/BANDER.
ATTENTION, SANS LES MAINS

18+

TU PRÉFÈRES QUAND
J'UTILISES MES MAINS
OU MA BOUCHE ?

VÉRITÉ

ACTION

ALLUME UNE BOUGIE ET
LAISSE-TOI FAIRE COULER LA
CIRE (AVEC CONSENTEMENT)

18+

DÉCRIS LA FELLATION OU LE
CUNNI PARFAIT SELON TOI

VÉRITÉ

ACTION

GUIDE MA MAIN SUR TON
CORPS ET FAIS CE QUE TU
VEUX AVEC...

18+

AVOUE-MOI UN FANTASME
BIZARRE QUE TU AIMERAIS
RÉALISER (AVEC OU SANS MOI)

VÉRITÉ

ACTION

ON DOIT TOUS LES DEUX
ENLEVER LE HAUT JUSQU'À
LA FIN DE LA PARTIE !

18+

DEVINE SI JE KIFFE : PLAN À 3,
DOMINATION OU JEU DE RÔLE ?
ALORS ?

VÉRITÉ

ACTION

CHACUN DANS UNE PIÈCE,
APPELEZ-VOUS ET
MASTURBEZ-VOUS...

18+

NATURISME PLUS TOI OU MOI
CE DÉLIRE À TON AVIS ?

VÉRITÉ

ACTION

TU DOIS EFFLEURER CHAQUE
PARTIES DE MON CORPS DU
BOUT DES DOIGTS ET DEVINER
L'ENDROIT LE + SENSIBLE

18+

QUEL LIEU AIMERAIS-TU
FAIRE L'AMOUR (MÊME SI
C'EST CHELOU...) ?

VÉRITÉ

ACTION

FROTTONS-NOUS SEXE CONTRE
SEXE PENDANT 2 MIN ET
RÉSISTONS SANS PÉNÉTRATION

18+

AIMERAIS-TU PRATIQUER LE
BONDAGE ? (MENOTTES,
LANIÈRES, CORDES ETC)

VÉRITÉ

ACTION

FAIS UNE GÂTERIE AVEC UN GLAÇON DANS LA BOUCHE ET ALTERNE AVEC UN TRUC CHAUD... ALORS ?

18+

QU'AIMERAIS-TU ESSAYER DANS LE SEXE QUE NOUS N'AVONS JAMAIS FAIT

VÉRITÉ

ACTION

TENTONS UN SQUIRT ! GOOGLE EST TON AMI... (AVEC CONSENTEMENT)

18+

RACONTE LA PLUS GRANDE HONTE QUE TU AS VÉCUE (NIVEAU SEXE) ?

VÉRITÉ

ACTION

PRENDS UN BONBON ET JOUE AVEC TA LANGUE ENTRE MES JAMBES ET MA BOUCHE...

18+

QU'AS TU TOUJOURS VOULU ESSAYER SUR MOI SANS JAMAIS OSER ?

VÉRITÉ

ACTION

PLACE-TOI DERRIÈRE MOI, ATTRAPE MA GORGE ET DIS-MOI DES CHOSES SALES...

18+

QUELLE EST LA CHANSON LA PLUS SEXY QUI TE VIENT À L'ESPRIT ?

VÉRITÉ

ACTION

TOUCHE-MOI PAR DESSUS MES SOUS-VÊTEMENT...

18+

QUAND JE SUIS SUR TOI, QU'EST-CE QUE TU PRÉFÈRES MATER ?

VÉRITÉ

ACTION

69 MAINTENANT ET JUSQU'À L'ORGASME, LET'S GO !

18+

EST-CE QUE QUELQUE CHOSE TE DÉPLAÎT DANS NOTRE VIE SEXUELLE ?

VÉRITÉ

ACTION

TU DOIS EFFLEURER 5 PARTIES DE MON CORPS ET DEVINE L'ENDROIT QUE J'AI PRÉFÉRÉ

18+

AIMERAIS-TU FAIRE L'AMOUR DEVANT DES PERSONNES ?

VÉRITÉ

ACTION

FAITES UN PIERRE FEUILLE CISEAUX, CELUI QUI PERD DOIT JOUER AVEC SES DOIGTS

18+

AIMERAIS-TU FAIS UN PLAN À 3 OU 4 ? DÉVELOPPE...

VÉRITÉ

ACTION

JEU DE RÔLE : FAITES PLACE À VOTRE IMAGINATION LE TEMPS D'UNE SOIRÉE...

18+

AVEC QUELLE PERSONNALITÉ AIMERAIS-TU COUCHER ?

VÉRITÉ

ACTION

JE M'ASSOIS SUR TA BOUCHE, EXCITE-MOI PENDANT 1 À 3 MINUTES...

18+

QUEL EST LE MEILLEUR ENDROIT DU CORPS POUR ÉJACULER SELON TOI ?

VÉRITÉ

ACTION

JE ME METS À TABLE, TU DOIS PASSER EN DESSOUS, PAS BESOIN DE DESSIN...

18+

STIMULATION PLUTÔT ANALE, ORALE, VAGINALE OU CLITO ?

VÉRITÉ

ACTION

FAIS DES POMPES, JE SUIS À HAUTEUR DE TON SEXE... ALORS T'AIMES LE SPORT ?

18+

QU'ACHÈTERAIS-TU DANS UN SEXSHOP LÀ TOUT DE SUITE ?

VÉRITÉ

ACTION

ATTACHEZ VOTRE PARTENAIRE ET DONNEZ-LUI DU PLAISIR PENDANT 5 MIN.

18+

SERAIS-TU CAPABLE DE FAIRE UN ONLYFANS ?... LE DÉBAT EST LANCÉ !

VÉRITÉ

ACTION

FIXEZ-VOUS DU REGARD, LE PREMIER QUI CLIGNE DES YEUX LÈCHE/SUCE L'AUTRE

18+

AS-TU DÉJÀ FAIT L'AMOUR SOUS SUBSTANCES ?

VÉRITÉ

ACTION

FAITES-VOUS PLAISIR ? UNE SEULE CONDITION, PÉNÉTRATION INTERDITE !

18+

TE RAPPELLES-TU DE NOTRE PREMIÈRE FOIS ? INSTANT VÉRITÉ !

VÉRITÉ

ACTION

BANDE-MOI LES YEUX ET TU FAIS CE QUE TU VEUX DE MOI (AVEC CONSENTEMENT..)

18+

QUELLE EST TA POSITION SEXUELLE PRÉFÉRÉE ET POURQUOI ?

VÉRITÉ

ACTION

METTEZ-VOUS DOS À DOS ET MASTURBEZ-VOUS EN DISANT DES CHOSES SALACES...

18+

RACONTE-MOI LA FOIS OU TU AS PRIS LE PLUS TON PIED AVEC MOI !

VÉRITÉ

ACTION

LANCE UNE MUSIQUE DÉSHABILLONS-NOUS ET CHAUFFONS-NOUS...

18+

PENSES-TU QUE NOUS FAISONS L'AMOUR SUFFISAMMENT ?

VÉRITÉ

ACTION

TU DOIS T'ACHETER UN SEXTOY MAINTENANT !

QUELLE PARTIE DE MON CORPS T'AS ATTIRÉE AU TOUT DÉBUT ?

VÉRITÉ

ACTION

FAITES UN 69 MAINTENANT ! LE/LA PREMIER.E QUI JOUIT FAIT LE PETIT DEJ DEMAIN !

POURRAIS-TU TOURNER UN FILM PORNO SI T'ÉTAIS CAGOULÉ ?

VÉRITÉ

ACTION

FAITES L'AMOUR DEVANT UN MIROIR OU FACE À UNE FENÊTRE...

ÊTRE RÉVEILLÉ.E AVEC PETIT DEJ AU LIT OU UNE GÂTERIE ?

VÉRITÉ

ACTION

FAITES UNE GÂTERIE AVEC UN GLAÇON DANS LA BOUCHE ET ALTERNE AVEC UN TRUC CHAUD

EN 3 MOTS DIS-MOI POURQUOI TU M'AIMES ?

VÉRITÉ

ACTION

TU DOIS ESUR MOI UNIQUEMENT AVEC 2 DOIGTS PENDANT 3 MINUTES

AS-TU DÉJÀ GOÛTÉ TON PROPRE SPERME OU TA MOUILLE ? DÉVELOPPE...

VÉRITÉ

ACTION

PIERRE, FEUILLE, CISEAUX, CELUI QUI PERD LÈCHE L'AUTRE SANS RETENUE !

PRÉFÈRES-TU QUAND JE SUIS ÉPILÉ, AU NATUREL OU TU T'EN FICHE ?

VÉRITÉ

ACTION

DESSINE UNE LETTRE DANS MON DOS AVEC TON DOIGTS, CELUI QUI PERD À UN GAGE !

QUEL EST L'ENDROIT LE PLUS INSOLITE OÙ TU T'ES MASTURBÉ.E ?

VÉRITÉ

ACTION

TOUCHE-MOI PAR DESSOUS MES SOUS-VÊTEMENT...

L'ENDROIT LE PLUS INSOLITES OÙ TU VEUX FAIRE L'AMOUR ?

VÉRITÉ

ACTION

ISOLEZ-VOUS, APPELEZ-VOUS EN VISIO ET CHAUFFEZ-VOUS JUSQU'À JOUIR !

T'ES-TU MASTURBÉ.E CES 7 DERNIERS JOURS ?

VÉRITÉ

ACTION

PAS LE DROIT DE BOUGER JE VAIS ASSOUVIR MES ENVIE PENDANT 1 MINUTE

18+

QUE PENSES-TU DE LA FESSÉE PENDANT L'ACTE ?

VÉRITÉ

ACTION

ÉCRIVEZ 3 POSITIONS SUR DES BOUTS DE PAPIER.
PIOCHEZ ET AGISSEZ !

18+

AIMERAIS-TU AVOIR UN PIERCING SUR LES PARTIES INTIMES ?

VÉRITÉ

ACTION

ATTACHE TON PARTENAIRE SUR UNE CHAISE TU FAIS CE QUE TU VEUX PENDANT 2 MIN

18+

QUE PENSES-TU SI TON PARTENAIRE TERMINE SOLO SI IL N'A PAS EU D'ORGASME ?

VÉRITÉ

ACTION

TROUVEZ UNE CAGE D'ESCALIER OU UN LIEU "RISQUÉ" DANS LEQUEL VOUS ALLEZ PRENDRE DU PLAISIR

18+

EST-CE QUE TU T'ES DÉJÀ DONNÉ DU PLAISIR PENDANT QUE JE DORMAIS À CÔTÉ ?

VÉRITÉ

ACTION

ALLONGE-TOI SUR UN LIT, ÉCARTE LES BRAS ET JAMBES. TON PARTENAIRE VA JOUER PENDANT 2 MIN

18+

PENSES-TU AVOIR DES DÉSIRS FÉTICHISTES ? RACONTE-MOI

VÉRITÉ

ACTION

LAISSE COULER DE LA SALIVE ENTRE SES JAMBES ET JOUE AVEC TA LANGUE...

18+

AIMERAIS-TU QUE JE TE METTE DE GROSSES FESSÉES ?

VÉRITÉ

ACTION

JE VAIS METTRE UN FILM X ET TU DOIS TE MASTURBER DEVANT MOI MAINTENANT

18+

AIMES-TU SI TON PARTENAIRES JOUE AVEC SA LANGUE AU NIVEAU DE TES FESSES ?

VÉRITÉ

ACTION

LANCEZ UN FILM X ET REPRODUISEZ LA SCÈNE EN MÊME TEMPS...

18+

FERAIS-TU CONFIANCE À TON PARTENAIRE AU POINTS DE LUI LAISSER TE RASER LES PARTIES INTIMES ?

VÉRITÉ

ACTION

LE JEU DU MIROIR, TU DOIS REPRODUIRE LES MOUVEMENTS SUR JE FAIS SUR TOI

18+

PRÉFÈRES-TU QUE JE TE DONNE TU PLAISIR DANS UNE FORÊT, ASCENSEUR OU CINÉ ?

VÉRITÉ

ACTION

18+

VÉRITÉ

ACTION

18+

VÉRITÉ

ACTION

18+

VÉRITÉ

ACTION

18+

VÉRITÉ

ACTION

18+

VÉRITÉ

ACTION

18+

VÉRITÉ

ACTION

18+

VÉRITÉ

ACTION

18+

VÉRITÉ

ACTION

18+

VÉRITÉ

ACTION

18+

VÉRITÉ

ACTION

18+

VÉRITÉ

ACTION

18+

VÉRITÉ

ACTION

18+

VÉRITÉ

ACTION

18+

VÉRITÉ

ACTION

18+

VÉRITÉ

ACTION

18+

VÉRITÉ

ACTION

18+

VÉRITÉ

ACTION

18+

VÉRITÉ

ACTION

18+

VÉRITÉ

ACTION

18+

VÉRITÉ

ACTION

18+

VÉRITÉ

ACTION

18+

VÉRITÉ

ACTION

18+

VÉRITÉ

ACTION

18+

VÉRITÉ

ACTION

18+

VÉRITÉ

ACTION

18+

VÉRITÉ

ACTION

18+

VÉRITÉ

Votre voyage à travers ces pages est un témoignage précieux pour nous. Ce livre, fruit de nombreuses heures de travail et d'échanges avec des experts, n'aurait pas été le même sans votre confiance.

Nous vous invitons à **scanner le QR code** ci-dessous et à partager votre expérience sur Amazon. Vous n’imaginez pas comment votre avis est important...

amazon

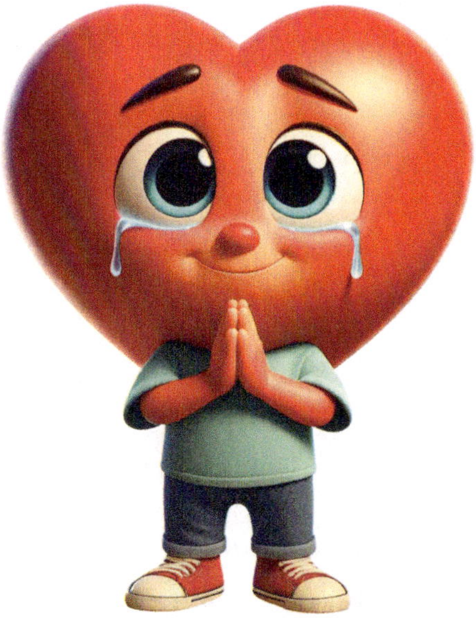

En tant qu'auteur indépendant en auto-édition, **votre avis est précieux** pour nous. Un commentaire avec vos impressions, et même des photos du livre si vous le souhaitez, **nous aiderait énormément** à nous démarquer et à partager nos contenus uniques, cela vous prendra quelques secondes.

Votre contribution est essentielle pour faire briller notre livre et permettre à d'autres passionnés de le découvrir. Merci de contribuer à notre succès !

ps : n’hésitez pas à nous contacter sur insta !

Instagram

Nosha

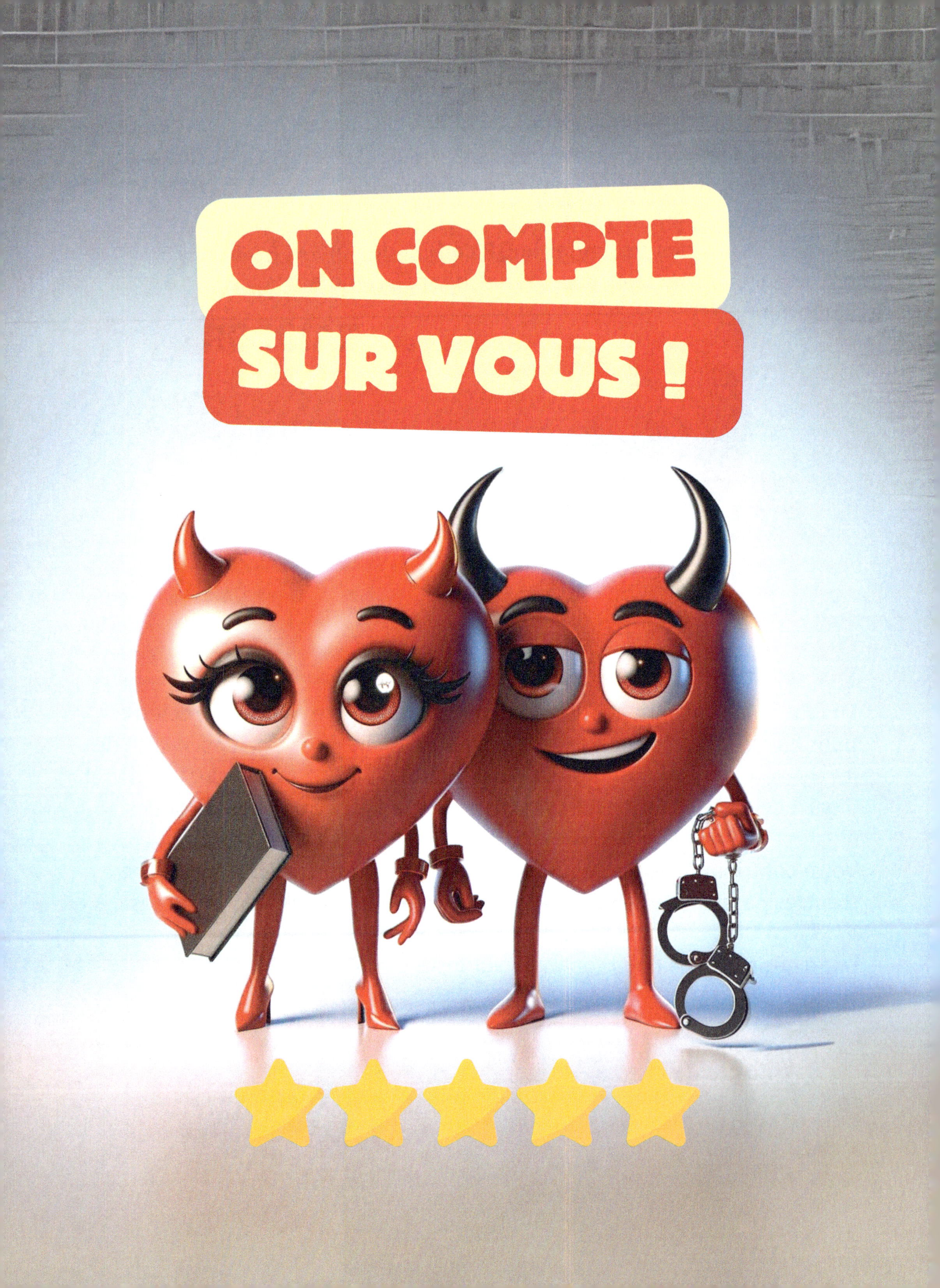
ON COMPTE
SUR VOUS !

Printed by Amazon Italia Logistica S.r.l.
Torrazza Piemonte (TO), Italy

57736961R00045